R. Lakshmi

J. Thanislass

Expressão do gene da haptoglobina na mastite bovina

R. Lakshmi

J. Thanislass

Expressão do gene da haptoglobina na mastite bovina

ScienciaScripts

Imprint

Any brand names and product names mentioned in this book are subject to trademark, brand or patent protection and are trademarks or registered trademarks of their respective holders. The use of brand names, product names, common names, trade names, product descriptions etc. even without a particular marking in this work is in no way to be construed to mean that such names may be regarded as unrestricted in respect of trademark and brand protection legislation and could thus be used by anyone.

Cover image: www.ingimage.com

This book is a translation from the original published under ISBN 978-3-659-46841-4.

Publisher:
Sciencia Scripts
is a trademark of
Dodo Books Indian Ocean Ltd. and OmniScriptum S.R.L publishing group

120 High Road, East Finchley, London, N2 9ED, United Kingdom
Str. Armeneasca 28/1, office 1, Chisinau MD-2012, Republic of Moldova, Europe
Printed at: see last page
ISBN: 978-620-7-63228-2

ÍNDICE DE CONTEÚDOS

CAPÍTULO 1	**4**
CAPÍTULO 2	**7**
CAPÍTULO 3	**21**
CAPÍTULO 4	**32**
CAPÍTULO 5	**40**
CAPÍTULO 6	**44**
CAPÍTULO 7	**46**

RESUMO

A haptoglobina (Hp) é a proteína de fase aguda mais proeminente que está a ser considerada como um marcador de diagnóstico alternativo para a mastite subclínica. A produção de Hp é estimulada por citocinas pró-inflamatórias, tais como IL-1, IL-6 e TNF-α. A mastite é causada tanto por bactérias gram positivas como gram negativas. As respostas do hospedeiro a estas infecções diferem consideravelmente em termos de produção de citocinas. Por conseguinte, é necessário validar o potencial de diagnóstico do Hp na mastite causada por bactérias gram positivas e gram negativas. Foi recolhido um total de 95 amostras de leite e testadas para o teste da mastite da Califórnia (CMT), tendo 80 amostras de leite sido consideradas positivas. Das 80 amostras de leite, 32 amostras foram positivas por cultura, das quais 22 continham Staphylococcus spp. o que foi confirmado por PCR. Entre estas 22 amostras, 18 eram positivas para S. aureus, o que foi confirmado por PCR. As restantes 10 amostras eram coliformes, 4 das quais eram positivas para E. coli, o que foi confirmado por PCR. O ARN total foi isolado de amostras de leite obtidas a partir das amostras positivas para cultura (10+10). A expressão de TNF-α, IL-6 e Hp foi estudada utilizando RT-PCR. A expressão do gene da actina foi utilizada como controlo positivo. Não se registou uma expressão significativa de TNF-α em ambos os casos de mastite bovina. A expressão de IL-6 foi observada tanto na mastite induzida por S. aureus como por coliformes, mas o nível de expressão foi maior no caso da mastite induzida por S. aureus. A expressão do gene Hp foi encontrada em ambos os casos de mastite, mas o nível de expressão de Hp foi maior na mastite induzida por S. aureus. Este facto pode ser atribuído à expressão do gene da IL-6, uma vez que a IL-6 é a citocina proeminente que induz a produção de Hp. Com base nesta observação, pode concluir-se que, apesar destas diferenças na expressão do gene da citocina, a expressão de Hp é observada em casos de mastite induzida por S. aureus e coliformes, o que apoia o potencial de diagnóstico da expressão do gene Hp para a mastite subclínica. Além disso, verificou-se que nem todas as amostras positivas para CMT eram positivas por cultura bacteriana.

LISTA DE ABREVIATURAS

ACTH	-	Adrenocorticotrophic hormone
AFLP	-	Amplified Fragment Length Polymorphism
AGP	-	Acid glycoprotein
APP	-	Acute Phase protein
APR	-	Acute Phase Reaction
BC	-	Bacterial culturing
CMT	-	California Mastitis Test
CRP	-	C reactive protein
CD 14	-	Cluster of differenciation
DEPC	-	Diethyl pyrocarbonate
DNA	-	Deoxyriboneuclic acid
EC	-	Electrical conductivity
Hp	-	Haptoglobin
IFNs	-	Interferons
IL	-	Interleukin
IMI	-	Intramammary infection
LBP	-	Lipopolysaccharide binding protein
LDH	-	Lactate dehydrogenase
LPS	-	Lipopolysaccharide
LTA	-	Lipotcichoic acid
MLST	-	Multi Locus Sequence Typing
mRNA	-	Messenger Ribonucleic acid
NAGase	-	N-acetyl-b-Dglucosaminidase
NF-B	-	Nuclear factor activated Bcells
PBS	-	Phosphate buffer salaine
PCR	-	Polymerase Chain Reaction
PFGE	-	Pulse Field Gel Electrophoresis
PGN	-	Peptidoglycan
RAPD	-	Random Amplified Length Polymorphic DNA
RBP	-	Retionl binding protein
rRNA	-	Ribosomal Ribonucleic acid
SAA	-	Serum Amyloid A
SAP	-	Serum amyloid P component
STAT	-	Signal transducers and activators of transcription proteins
TE	-	Tris EDTA
TLR	-	Toll like receptor
TNF	-	Tumor Necrosis Factor
TTR	-	Transthyretin
TRI	-	Total RNA Isolation
SDS	-	Sodium Dodecylsulphate
TBE	-	Tris borate ethylene diamine tetraacetic acid buffer

CAPÍTULO 1

INTRODUÇÃO

1.1. Mastite bovina e seu diagnóstico

A mastite é definida como uma inflamação do parênquima do tecido mamário, caracterizada por alterações físicas, químicas e geralmente bacteriológicas no leite e alterações patológicas no tecido glandular (Radostits et al., 2000). A mastite, em particular a mastite subclínica, é uma das doenças mais prevalentes em animais de alta produção leiteira (Dhumka e Srivastava, 2003; Sharma e Prasad, 2003). É de grande importância económica para a indústria leiteira (Tollersrud et al., 2000; Pogot e Dahiya, 2003; Oncel et al., 2004; Saluja et al., 2005), resultando na redução da produção e da qualidade do leite (Oliveira et al., 2000). A mastite só fica atrás da febre aftosa como a doença mais desafiadora em animais leiteiros (Sharma et al., 2007).

Os métodos de diagnóstico mais frequentemente utilizados são a contagem de células somáticas (CCS) e a cultura bacteriológica (CB) do leite. Atualmente, métodos como a medição da N-acetil-b-D-glucosaminidase (NAG-ase), da lactato desidrogenase (LDH), da condutividade eléctrica (CE) e métodos moleculares como a reação em cadeia da polimerase (PCR) estão a ser utilizados para o diagnóstico da mastite. No entanto, há uma série de problemas associados ao diagnóstico da mastite subclínica utilizando estes testes. A resposta de fase aguda (APR) poderia constituir um meio alternativo de diagnóstico rápido, fiável e altamente sensível. A RPA é fundamental para a ação do sistema imunitário inato na sua resposta a traumatismos, inflamações e infecções. A proteína de fase aguda (APP) - haptoglobina (Hp), amiloide sérica A e proteína de ligação ao lipopolissacárido (LBP) foram sugeridas como marcadores inflamatórios adequados para a mastite bovina (Suojala et al., 2008).

A haptoglobina (Hp) é uma APP importante com amplas actividades anti-inflamatórias, incluindo a capacidade de ligação à hemoglobina (Bowman, 1993). A Hp também funciona como um agente bacteriostático e está envolvida na angiogénese (Langlois e Delanghe, 1996). A Hp é uma alfa-2 sialoglicoproteína que, nos seres humanos, se caracteriza por uma heterogeneidade molecular com três fenótipos principais: Hp1-1, Hp2-1 e Hp2-2 (Van Vlierberghe et al., 2004). Tal como muitos outros APP, considera-se que o Hp tem a sua origem principal nos hepatócitos. Nos bovinos, o Hp é considerado a APP mais importante libertada durante a inflamação, a par da amiloide sérica A, e pode ser utilizado como biomarcador de doença (Eckersall e Conner, 1988; Eckersall et al., 2001). Vários estudos demonstraram que as concentrações de Hp aumentam drasticamente tanto no plasma como no leite durante a mastite clínica em vacas leiteiras (Eckersall et al., 2001, 2006; Gronlund et al., 2003; Hiss et al., 2004). Além disso, o Hp também é encontrado no leite de quartos de úbere com mastite subclínica (Gronlund et al., 2005). Embora se considere que a maior parte do Hp no leite tem origem nos hepatócitos, estudos recentes revelaram a presença de mRNA de Hp em vários tecidos da glândula mamária, indicando que o Hp é sintetizado localmente na glândula mamária da vaca (Hiss et al., 2004). Em contraste com os leucócitos humanos, também foram encontradas concentrações elevadas de ARNm de Hp em leucócitos do sangue bovino e em células somáticas do leite de vacas leiteiras saudáveis (Thielen et al., 2005). O tipo de isótipo de Hp presente no leite é diferente do Hp observado no soro, indicando uma origem diferente de Hp no leite. Verifica-se que o nível de expressão de Hp aumenta com o grau de mastite subclínica (Indu upaday, 2011).

Foi demonstrado que a concentração de Hp no soro aumenta drasticamente em vacas com mastite coliforme experimental e espontânea (Hirvonen et al., 1999; Ohtsuka et al., 2001). A haptoglobina e a amiloide sérica A (SAA) são as duas proteínas de fase aguda bovina mais sensíveis, e as suas concentrações aumentam no leite de vacas com mastite clínica e no leite de vacas com mastite crónica subclínica induzida experimentalmente por S. aureus. As concentrações de haptoglobina e SAA abaixo do limite de deteção foram consideradas bons indicadores de quartos saudáveis do úbere (Gronlund et al., 2005).

A resposta de fase aguda é induzida por hormonas proteicas denominadas citocinas, que actuam como mensageiros entre o local da lesão e os hepatócitos que sintetizam as proteínas de fase aguda. A maioria das citocinas tem múltiplas fontes, múltiplos alvos e múltiplas funções (Gabay e Kushner, 1999). As citocinas pró-inflamatórias (IL-1, IL-6, TNF- α) são segregadas principalmente por monócitos activados por toxinas bacterianas ou em resposta a lesões tecidulares locais e difundem-se na corrente sanguínea onde podem ser detectadas em "pulso" (Gruys et al., 1999; Murtaugh et al., 1996; Webel et al., 1997).

As citocinas pró-inflamatórias podem ser divididas em dois grandes grupos no que diz respeito à indução de proteínas de fase aguda, nomeadamente citocinas do tipo IL-1 (incluindo IL-1 e TNF-a) e citocinas do tipo IL-6 (incluindo IL-6) que actuam através de diferentes receptores localizados na membrana dos hepatócitos (Mackiewicz, 1997; Suffredini et al., 1999). Nos ruminantes, a síntese hepática de Hp é induzida por citocinas como a IL-6 e o TNF-α (Nakagawa-Tosa et al., 1995).

A mastite é causada por muitos agentes microbianos, tanto bactérias gram-negativas como gram-positivas. Staphylococcus aureus é um exemplo de bactéria gram positiva e Escherichia coli é um exemplo de bactéria gram negativa. O S. aureus e a E. coli são os agentes patogénicos mais prevalentes na indução da mastite bovina, uma das doenças mais dispendiosas para a indústria leiteira (Barkema et al., 1998). Há diferenças na resposta do hospedeiro à infeção induzida experimentalmente por bactérias gram positivas e gram negativas (Riollet et al., 2000).

As infecções do úbere por S. aureus e E. coli induzem padrões semelhantes de quimiocinas para o recrutamento de células para o úbere, mas a E. coli estimulou a sua síntese de forma muito mais rápida e mais forte. Os genes que são exclusivamente e mais fortemente regulados por E. *coli* podem ser agrupados numa rede reguladora com TNF-a e IL-1 em posição central. Em contrapartida, a expressão destas citocinas principais é pouco regulada por S. *aureus*. Ambos os agentes patogénicos desencadeiam e aumentam rapidamente a expressão de IL-6 (Gunther *et al.*, 2010). Outra citocina inflamatória importante é a IL-8, um poderoso quimio-atrativo para neutrófilos (Shuster *et al.*, 1997). A IL-8 foi detectada no leite de vacas infectadas com E. *coli*, mas não foi detectada IL-8 na infeção por S. *aureus* (Barber e Yang, 1998).

A haptoglobina está a ser considerada como um marcador de diagnóstico alternativo para a mastite, especialmente na forma subclínica. Mas a mastite é causada tanto por bactérias gram positivas como gram negativas. As respostas do hospedeiro a estas infecções são consideravelmente diferentes em termos de produção de citocinas. A resposta de fase aguda depende das citocinas. Por conseguinte, é necessário efetuar um estudo para compreender a expressão da haptoglobina na mastite induzida por bactérias gram-negativas e gram-positivas, a fim de validar o potencial de diagnóstico da haptoglobina. Por conseguinte, o presente estudo foi concebido com os seguintes objectivos

1.2. Objectivos

1. Estudar o efeito de *S. aureus* e coliformes na expressão celular somática de citocinas - TNF-a e IL-6 na mastite bovina.
2. Estudar o efeito de *S. aureus* e coliformes na expressão de células somáticas do gene da haptoglobina na mastite bovina.

CAPÍTULO 2

REVISÃO DA LITERATURA

2.1. Resposta de fase aguda

A resposta de fase aguda (APR) é uma reação sistémica proeminente do organismo a perturbações locais ou sistémicas da sua homeostasia causadas por infeção, lesão tecidular, traumatismo ou cirurgia, crescimento neoplásico ou distúrbios imunológicos (Gordon e Koy, 1985; Gruys et al., 1999). No local da invasão por um microrganismo e no local da lesão tecidular, inicia-se uma série de respostas do próprio tecido. São libertadas citocinas pró-inflamatórias e o sistema vascular e as células inflamatórias são activados. Estas respostas, por sua vez, estão associadas à produção de mais citocinas e outros mediadores inflamatórios que se difundem para o compartimento do fluido extracelular e circulam no sangue. As citocinas activam receptores em diferentes células-alvo, conduzindo a uma reação sistémica que resulta na ativação do eixo hipotálamo-hipófise-adrenal, na redução da secreção da hormona do crescimento (Gruys et al, 1999) e uma série de alterações físicas caracterizadas clinicamente por febre, anorexia, balanço negativo de azoto e catabolismo das células musculares (Dinarello, 1983; 1989; Ingenbleek e Carpentier, 1985; Ingenbleek e Young, 1994; Kraft et al., 1992; Kushner et al., 1981; Langhans, 1996; van Miert, 1995).

Além disso, pode ser medida uma série de alterações, tais como (1) uma diminuição do plasma sanguíneo, do colesterol ligado às lipoproteínas de baixa e alta densidade e do número de leucócitos no sangue, (2) valores aumentados da hormona adrenocorticotrófica (ACTH) e dos glucocorticóides, (3) ativação dos sistemas do complemento e da coagulação sanguínea, (4) diminuição dos níveis séricos de cálcio, zinco, ferro, vitamina A e de α-tocoferol, e (5) alteração da concentração de várias proteínas plasmáticas e proteínas de fase aguda (APPs) (Dinarello, 1983; 1989; Gruys et al., 1994), em grande parte devido a uma alteração do metabolismo hepático. Quando a ativação do recetor tem impulsos repetidos, a resposta de fase aguda pode tornar-se crónica. Poucas horas após a infeção, o padrão de síntese de proteínas pelo fígado é drasticamente alterado, resultando num aumento de certas proteínas do sangue e das APPs positivas (Blackburn, 1994; Dinarello, 1983; 1989; Gruys et al., 1994; Ingenbleek e Young, 1994; Kushner et al., 1981). A regulação positiva do ARNm hepático destas APPs está associada a uma diminuição da síntese de proteínas sanguíneas normais, como a transtirretina (TTR, anteriormente designada pré-albumina), a proteína de ligação ao retinol (RBP), a globulina de ligação ao cortisol, a transferrina e a albumina, que representam as APPs negativas. As APPs positivas são principalmente as proteínas, a proteína C-reactiva (CRP), a amiloide sérica A (SAA) e a haptoglobina (Hp), que são libertadas pelo hepatócito após a estimulação com citocinas (Heinrich et al., 1990; 1998).

Pensa-se que a resposta de fase aguda, com as suas alterações na composição do plasma sanguíneo, é benéfica para o organismo, impedindo o crescimento microbiano e ajudando a restaurar a homeostasia. Algumas APPs opsonizam os microrganismos e activam o complemento, enquanto outras eliminam os restos celulares e os radicais livres, ou neutralizam as enzimas proteolíticas.

2.2. Reação de fase aguda

A inflamação local é a principal reação do organismo a uma lesão tecidular causada por uma infeção. No entanto, a infeção pode ocorrer sem inflamação, por exemplo, em indivíduos imunocomprometidos. A inflamação pode também desenvolver-se devido a causas não infecciosas. Qualquer dano nos tecidos durante estes processos leva à libertação de citocinas pró-inflamatórias (van Miert, 1995). Estas citocinas, o óxido nítrico e os glucocorticóides desencadeiam e modulam a reação sistémica de fase aguda e a resposta hepática às proteínas de fase aguda (Gruys et al., 1994; Heinrich et al., 1990; 1998; van Miert, 1995). No entanto, a desnutrição proteica e a inanição ou anorexia prolongadas podem reduzir ou anular uma reação proteica de fase aguda totalmente positiva, ao mesmo tempo que reduzem os reagentes de fase aguda negativos através do próprio processo de inanição. O mesmo se aplica à insuficiência hepática. As infecções bacterianas conduzem normalmente a uma forte resposta sistémica de fase aguda (Alsemgeest, 1994; Alsemgeest et al., 1994), devido à forte reação das células do sistema mononuclear-fagocítico. O TNF-α e a IL-1β são induzidos em resposta à endotoxina (Dinarello, 1983; Le e Vilcek, 1989; Monshouwer et al., 1996a; 1996b; Schindler et al., 1990; Werling et al., 1996). Nas infecções virais, a RPA é geralmente mais ligeira (Alsemgeest, 1994; Hofner et *al.*, 1994; Kimura et al., 1995; Nakayama et al., 1993). As principais citocinas libertadas pelas células infectadas são sobretudo os interferões (IFN), especialmente o IFNγ das células inflamatórias mononucleares, embora o TNF- α e a IL-1β das células dos tecidos possam também estar envolvidos. Quando existe uma destruição celular grave, pode ser observada uma RAP completa (van Reeth et al., 1998).

2.3. Citocinas e resposta de fase aguda

Sabe-se que pelo menos 15 mediadores peptídicos diferentes de baixo peso molecular são segregados por leucócitos activados (interleucinas) e outras células. São designados coletivamente por citocinas e estão envolvidos no desencadeamento da resposta de fase aguda. Podem distinguir-se três grupos principais de citocinas que correspondem a vias de ação (van Miert, 1995): (1) citocinas que actuam principalmente como factores de crescimento positivos ou negativos para uma variedade de células (IL-2, IL-3, IL-4, IL-7, IL-10, IL-11, IL-12 e fator estimulador de colónias de granulócitos e macrófagos), (2) citocinas com propriedades pró-inflamatórias (TNF-α/β, IL-1α/β, IL-6, IFN-α/γ, IL-8 e proteína inibidora de macrófagos-1) e (3) factores com atividade anti-inflamatória (antagonistas dos receptores de IL-1, receptores solúveis de IL-1, proteína de ligação do TNF-α e proteína de ligação da IL-1). As citocinas pró-inflamatórias (as do segundo grupo) são responsáveis pela indução da febre e do catabolismo muscular, activam os precursores dos glóbulos brancos na medula óssea, o crescimento dos fibroblastos do tecido inflamatório e os macrófagos (Dinarello, 1983; 1989; Heinrich et al., 1990; Sehgal et al., 1989; van Miert, 1995). São responsáveis por um vasto espetro de efeitos sinérgicos ou antagónicos que influenciam a resposta imunitária específica do organismo em stress contra antigénios estranhos e microrganismos invasores (Pinelli, 1996; van Miert, 1995). O TNF-α, a IL-1β e o IFNγ são cruciais para a indução de outras citocinas (IL-6 e IL-8) e de agentes como o fator de ativação plaquetária, as prostaglandinas, os leucotrienos e o óxido nítrico (van Miert, 1995).

Na APR hepática, o TNF-α, a IL-1 e a IL-6 desempenham um papel fundamental (Heinrich et al., 1990; 1998; Ingenbleek e Young, 1994; Le e Vilcek, 1989; Sehgal et al., 1989). Activam os receptores hepatocíticos e inicia-se a síntese de diferentes APPs. A IL-6 é o principal mediador para a secreção hepatocítica da maioria das APPs (Heinrich et al., 1998; Le e Vilcek, 1989; Sehgal et al., 1989). Além disso, o TNF-α provoca o catabolismo muscular, que também é mediado por glucocorticóides, bem como a hiperglicemia induzida pelo glucagon e a absorção de aminoácidos pelo fígado. A IL-1 estimula um aumento do fluxo de aminoácidos em todo o corpo e a ativação do sistema pituitário-adrenal. Foi demonstrado que as células de Kupffer desempenham um papel intermédio (Knolle et al., 1995). Após estimulação pelas citocinas pró-inflamatórias, as células de Kupffer formam IL-6 e apresentam-na aos hepatócitos. A IL-6 deprime a produção fagocítica mononuclear de IL-1 e TNF-α (Schindler et al., 1990), atenuando assim toda a reação em cascata. A regulação negativa do APR hepatocítico é conseguida através da rápida remoção hepática de citocinas circulantes (Heinrich et al., 1998), da libertação de IL-10 pelas células de Kupffer, que resulta na supressão da produção local de IL-6 (Knolle et al., 1995) e por vias de supressão de genes coactivadas na ligação ao recetor (Heinrich et al., 1990; 1998). Os receptores para as citocinas pró-inflamatórias podem induzir um efeito janus-quinase que resulta na ativação da via de formação da APP, bem como de várias vias de inibição dos receptores (Heinrich et al., 1998). Além disso, partes do APR hepático são suprimidas por IL-1 e IL-4 (Loyer et al., 1993) e algumas proteínas de fase aguda podem modular a produção de citocinas por monócitos (Pue et al., 1996).

2.4. Proteínas de fase aguda

2.4.1. Proteínas de fase aguda negativas

Para além da diminuição do zinco, do ferro e da albumina séricos, foi descrita uma diminuição da transferrina, da globulina de ligação ao cortisol, da transtirretina (TTR) e da proteína de ligação ao retinol (retinol=vitamina A) (Ingenbleek e Young, 1994). A sua diminuição indica um aumento temporário da disponibilidade de hormonas livres ligadas a estas proteínas. As proteínas de fase aguda negativas são, por isso, descritas por alguns autores como "reactores de reforço agudos" (Ingenbleek e Young, 1994). Na desnutrição e nas infecções crónicas, a resposta das variáveis positivas da fase aguda pode ser menos evidente (Morlese et al., 1998; Stephensen, 1999). As alterações dos perfis proteicos no sangue dependem em parte da inanição e do catabolismo muscular (Reeds et al., 1994). Na infestação crónica e nos estados inflamatórios das crianças e durante a gravidez nos países em desenvolvimento, para além da desnutrição, a deficiência de vitamina A é agravada (Stephensen, 2001; Stephensen e Gildengorin, 2000). Esta última tem um efeito de feedback negativo bem conhecido sobre a imunidade (Baeten et al., 2004; El Beitune et al., 2003; Stephensen, 2001; West, 2004). ·

2.4.2. Proteínas de fase aguda positivas

Embora existam diferenças entre espécies para proteínas separadas e sejam especialmente conhecidas entre mamíferos e aves, as APPs positivas do homem e dos animais domésticos (Dowton e Colten, 1988; Kushner et al., 1981; Lannergard et al., 2003; McGuire et al, 1996) podem, em geral, ser enumeradas em três grandes grupos: (1) com um aumento de cerca de 50%: ceruloplasmina e fator-3 do complemento (C3), (2) com um aumento de duas a três vezes: haptoglobina, fibrinogénio, α-globulinas com atividade antiprotease e proteína de ligação aos lipopolissacáridos, e (3) com um aumento rápido de 5 a 1000 vezes: CRP e SAA. No caso do porco, a este último grupo deve ser acrescentada uma "proteína principal de fase aguda" relacionada com a calicreína (pigMAP) (Alava et al., 1997). Algumas das APPs são proteínas fetais normalmente não encontradas em grandes quantidades nos soros de indivíduos adultos, por exemplo, a α-macrofoetoproteína no rato (van Gool et al., 1984) e a α1-glicoproteína ácida (AGP) na maioria das espécies animais. As proteínas de fase aguda positivas são formadas durante a resposta de fase aguda associada à anorexia e à alteração do metabolismo. Isto indica que, mais do que o papel da absorção de proteínas no trato digestivo, a proteína muscular funciona como o principal armazenamento dos aminoácidos necessários para a síntese da APP. Uma vez que a composição de aminoácidos das PPAs difere da composição das proteínas musculares, a procura de fenilalanina, triptofano e tirosina requer a mobilização de uma quantidade de proteína muscular que excede consideravelmente (três vezes) a quantidade de PPA sintetizada (Reeds et al., 1994). Para minimizar o catabolismo muscular em doentes hospitalizados em fase aguda, foram recomendadas dietas proteicas (Alexander et al., 1980) que começam agora a ser administradas também a porcos e galinhas. As APP positivas distintas de algumas espécies não reagem da mesma forma noutras espécies; o componente P da amiloide sérica (SAP) é uma APP no rato, mas não no homem, e a PCR reage como APP em várias espécies monogástricas, mas não muito bem em pequenos ruminantes (Gruys et al., 1994). A transferrina, que é uma APP negativa na maioria das espécies de mamíferos, reage como APP positiva na galinha (Hallquist e Klasing, 1994; Tohjo et al., 1996).

2.5. Haptoglobina - proteína de fase aguda

A Hp pertence ao grupo das proteínas de fase aguda (APPs) que entram em ação durante a reação de fase aguda (APR). Esta é iniciada por macrófagos do tecido afetado ou por monócitos do sangue que libertam uma vasta gama de mediadores, incluindo citocinas. Estas citocinas actuam sobre os fibroblastos e as células endoteliais na vizinhança próxima, provocando uma segunda libertação de citocinas. Só esta segunda vaga de citocinas desencadeia a verdadeira cascata de reacções complexas no âmbito da RPA que ocorre a nível local e sistémico. Localmente, as citocinas medeiam o recrutamento de leucócitos, em particular neutrófilos e células mononucleares, para os locais de inflamação. A nível sistémico, actuam no sistema imunitário, medula óssea, cérebro e fígado, e a reação compreende a geração de uma resposta febril, um aumento da secreção da hormona adrenocorticotrópica (ACTH), leucocitose e alteração da expressão genética da APP hepática. Esta alteração da expressão da APP hepática leva a aumentos e diminuições das concentrações plasmáticas de APP, dividindo-as em APP positivas e negativas, respetivamente (Heinrich et al., 1990; Baumann e Gauldie, 1994). Uma vez que a Hp é produzida em níveis elevados durante a RPA, é classificada como uma APP positiva (Skinner et al., 1991; Dobryszycka, 1997).

2.5.1. Locais de síntese da haptoglobina

O Hp encontra-se principalmente no plasma, mas também está presente em muitos outros fluidos corporais dos mamíferos, como o leite, a urina, o soro do cordão umbilical, o líquido cefalorraquidiano, o líquido amniótico e a saliva (Katnik e Dobryszycka, 1990; Hiss et al., 2003; Hiss et al., 2004).

O fígado é o principal local de síntese de Hp (Miller et al., 1951). Além disso, foi registada a expressão de Hp numa variedade de tecidos extra-hepáticos. O ARNm da Hp pode ser detectado no baço, timo, coração, pulmão e rim do rato após um desafio com lipopolissacárido (LPS) (Kalmovarin et al., 1991). Do mesmo modo, o ARNm do Hp também foi encontrado nos adipócitos murinos a um nível basal e a níveis elevados após o desafio com LPS (Friedrichs et al., 1995). Estes investigadores estimaram o nível basal de ARNm de Hp no tecido adiposo como sendo 10-15% dos níveis no fígado. Além disso, as células epiteliais do pulmão murino expressam o ARNm de Hp (Yang et al., 2000). Existem também provas da presença do ARNm do Hp no trato reprodutor. A expressão do ARNm da Hp foi demonstrada no tecido oviductal de coelho desde as 6 h após a conceção até ao terceiro dia e no útero nos 5 e 6 dias após a conceção (Herrler et al., 2004), no endométrio humano (Sharpe-Timms et al., 2000) e no oviduto bovino (Lavery et al., 2004). Além disso, os macrófagos e os eosinófilos, bem como os queratinócitos epidérmicos, expressam Hp em seres humanos (Yang et al., 2000; Li et al., 2005). Por último, o ARNm do Hp foi identificado na glândula mamária de vacas (Hiss et al., 2004). Resumindo, no caso dos bovinos, o fígado, o oviduto e a glândula mamária são os únicos locais atualmente reconhecidos para a expressão do ARNm do Hp.

Os estudos sobre a investigação da expressão de mRNA para Hp sugerem que o tecido mamário pode ser uma fonte de APP no leite bovino (Molenaar et al., 2002; Hiss et al., 2004). A expressão do ARNm da Hp foi demonstrada em leucócitos circulantes de bovinos, identificando assim estas células imunitárias como uma possível fonte de transcrições do ARNm da Hp encontradas em homogenatos de quartos saudáveis e doentes (Thielen et al., 2005; Thielen et al., 2007). O ARNm do Hp também foi encontrado no tecido mamário e nos leucócitos de bovinos saudáveis (Cooray et al., 2007). Também a síntese do ARNm do Hp na glândula mamária foi confirmada por RT-PCR quantitativo (Eckersall et al., 2006). Além disso, foi afirmado que os neutrófilos e as células epiteliais podem desempenhar um papel essencial na elevação do Hp do leite (Lai et al., 2009).

2.5.2. Função fisiológica da haptoglobina

As principais funções fisiológicas atribuídas à Hp são o transporte e as propriedades imunomoduladoras. A função mais conhecida da haptoglobina é a ligação da hemoglobina livre (Hb) e o transporte da Hb para o fígado. Mais especificamente, após a libertação de Hb no plasma, ocorre um fenómeno fisiológico associado à hemólise ou apoptose dos eritrócitos. O Hp pode ligar-se à Hb por ligação não covalente numa proporção de 1:1 (Fraser e Smith, 1971). Este complexo Hp-Hb não consegue passar a filtração glomerular no rim devido ao seu grande tamanho molecular, impedindo assim as perdas renais da pequena molécula de Hb (Fagoonee et al., 2005). Em vez disso, o complexo Hp-Hb é metabolizado por monócitos/macrófagos CD163-positivos, tornando o ferro Hb disponível para nova síntese de Hb (Kristiansen et al., 2001). Para além da reciclagem do ferro Hb, a formação do complexo Hp-Hb tem duas vantagens adicionais. Por um lado, o Hp tem um efeito bacteriostático ao impedir o processo de replicação bacteriana que requer ferro, como demonstrado em ratos inoculados com Escherichia coli patogénica (Eaton et al., 1982). Por outro lado, foi atribuído ao Hp um papel anti-oxidativo ao inibir os danos nos tecidos provocados pelos radicais livres oxidativos da Hb (Miller et al., 1997).

Outra propriedade importante associada ao Hp é a modulação da resposta inflamatória, actuando em diferentes células imunitárias. O Hp suprime a produção de citocinas pró-inflamatórias, mas não anti-inflamatórias, nos monócitos humanos e inibe a atividade de explosão respiratória dos neutrófilos humanos (Oh et al., 1990; Arredouani et al., 2005). Além disso, a proliferação de linfócitos que ocorre normalmente após estimulação com concanavalina A ou LPS em coelhos reduziu-se na presença de Hp (Baseler e Burrell, 1983). Há provas de que o Hp estimula a angiogénese, apoiando assim a reparação dos tecidos em condições inflamatórias (Cid et al., 1993). Além disso, o Hp parece atuar como um regulador sistémico da função das células dendríticas, impedindo a maturação funcional das células de Langerhans epidérmicas, ou seja, a sua transformação em células capazes de apresentar antigénios às células T (Xie et al., 2000).

2.5.3. Controlo da produção de Hp pelas citocinas

A síntese de APP é controlada por citocinas, como já foi referido. Estas actuam diretamente sobre receptores específicos dos hepatócitos, levando à produção de APP (Peters et al., 1997). As APP podem ser divididas em duas categorias principais, de acordo com os seus reguladores: a produção de APP do tipo 1 é induzida pela interleucina (IL)-1 e pelo fator de necrose tumoral alfa (TNF-α), ao passo que a síntese de APP do tipo 2 é induzida pela IL-6 (Baumann e Gauldie, 1994). Pensa-se que a IL-6 é o estimulador primário da maioria dos genes da APP, mas há provas de que a IL-1 e o TNF-α podem amplificar os efeitos da IL-6 (Heinrich et al., 1990). Nos bovinos, a IL-6 pode ser estabelecida como o principal regulador da produção de Hp nos hepatócitos (Yoshioka et al., 2002); por conseguinte, pode ser classificada como APP de tipo 2 nesta espécie. Do mesmo modo, a Hp é classificada como APP de tipo 2 no homem, mas como APP de tipo 1 no rato (Baumann e Gauldie, 1994).

Induzida pela IL-6, a transcrição real do gene Hp numa célula é mediada por transdutores de sinal e activadores de proteínas de transcrição (STAT), dos quais o STAT3 foi descrito como a principal proteína de sinalização em hepatócitos de ratinhos in vitro (Kim e Baumann, 1997). Após a ligação da IL-6 ao seu receptor, a STAT3 é activada no lado citoplasmático do recetor de IL-6 por fosforilação. Uma vez ativado, transloca-se para o núcleo. Nos ratos, os três principais elementos reguladores do promotor do gene Hp são dois locais de reconhecimento do fator de transcrição CCAAT/enhancer binding protein beta (C/EBPP) que ladeiam um local de interação STAT. A ligação da STAT3 a este local de interação foi identificada como o principal regulador da transcrição do gene Hp murino induzida pela IL-6, ao passo que a ligação de outras proteínas STAT, por exemplo a STAT5, exerce efeitos inibitórios (Kim e Baumann, 1997; Wang et al., 2001).

2.5.4. Papel da haptoglobina no diagnóstico

Em certas investigações, foi estabelecido que a Hp e a SAA eram segregadas no leite bovino durante a mastite clínica. Também foi demonstrado que a mastite induzida experimentalmente pode estimular a expressão destas proteínas no leite (Eckersall et al., 2001; Gronlund et al., 2003). Particularmente no caso da mastite, considerando que é a segunda maior razão para as vacas leiteiras abandonarem o rebanho (Rinderzuchter, 2005), é desejável um indicador objetivo e rapidamente avaliável da doença que permita a discriminação efectiva entre animais saudáveis e doentes, de preferência até aos quartos. No caso de mastite clínica de ocorrência natural, os níveis séricos de Hp forneceram sensibilidades e especificidades para a diferenciação entre vacas saudáveis e vacas afectadas por mastite de 82% e 94%, respetivamente; para o Hp do leite, os valores correspondentes foram avaliados em 86% e 100% (Eckersall et al., 2001). As análises de Hp no leite de vacas com mastite subclínica de ocorrência natural produziram uma sensibilidade de 85% e uma especificidade de 94% (Hiss et al., 2005). Gronlund et al. (2005) concluíram, a partir do seu estudo com vacas que sofriam de mastite subclínica crónica natural, que a ausência de qualquer Hp detetável, bem como de SAA no leite, era um bom indicador de quartos saudáveis. Nazifi et al. (2008) observaram um aumento do nível de concentração de haptoglobina em casos de pericardite e endocardite, indicando o seu valor diagnóstico em caso de doença cardíaca bovina. A haptoglobina também foi registada como um potencial biomarcador para o diagnóstico pré-clínico da doença de Parkinson (Arguelles et al., 2009).

A concentração de Hp no soro aumenta após a formação de abcessos, a administração de endotoxinas e o pós-operatório (Alsemgeest, 1994). A Hp é uma proteína de fase aguda proeminente na maioria das espécies estudadas, mas a concentração sérica pode ser influenciada por outros factores para além da resposta de fase aguda. O aumento dos níveis de Hb livre no soro é seguido de uma diminuição da concentração sérica de Hp livre. Nos bovinos, durante uma crise hemolítica aguda devida à babesiose (Bremner, 1964), o Hp desapareceu da circulação. Para além da resposta de fase aguda, a doença renal não aguda e a iterícia obstrutiva podem causar hiperhaptoglobulinemia (Feldman et al., 2000). Verificou-se um aumento da concentração de Hp no soro ou no plasma dos bovinos após traumatismo (Earley e Crowe, 2002; Fisher et al., 2001), inflamação asséptica local experimental (Conner e Eckersall, 1988), várias infecções agudas em condições de campo (Alsemgeest et al, 1994; Skinner et al., 1991), inflamação aguda (Lipperheide et al., 1997), mastite (Gronlund et al., 2003; Gronlund et al., 2005; Hirvonen et al., 1999; Nielsen et al., 2004; Ohtsuka et al., 2001), castração (Earley e Crowe, 2002; Fisher et al., 2001) e metrite.

A haptoglobina bovina foi correlacionada com a gravidade de infecções experimentais com o vírus sincicial respiratório bovino (Heegaard et al., 2000) e de infecções naturais espontâneas com o vírus da febre aftosa (Hofner et al., 1994). Revelou-se igualmente útil na distinção entre inflamação aguda e crónica quando combinada com a SAA (Horadagoda et al., 1999). Num estudo de campo, as perturbações metabólicas dos bovinos, como a hipocalcemia e a cetose, não foram associadas a um aumento da concentração sérica de haptoglobina (Skinner et al., 1991). Em vacas leiteiras com metrite puerperal tóxica, a terapia antimicrobiana está associada a uma diminuição da concentração sérica de haptoglobina (Smith et al., 1998).

2.6. Mastite bovina e seu diagnóstico

A mastite é definida como uma inflamação do parênquima do tecido mamário, caracterizada por alterações físicas, químicas e geralmente bacteriológicas no leite e alterações patológicas no tecido glandular (Radostits et.al, 2000). A mastite é uma das doenças mais prevalentes em animais leiteiros de alta produção (Dhumka e Srivastava, 2003; Sharma e Prasad, 2003), causando redução na produção e na qualidade do leite (Oliveira et al., 2000). Por conseguinte, é de grande importância económica para a indústria leiteira (Tollersrud et al., 2000; Pogot e Dahiya, 2003; Oncel et al., 2004; Saluja et al., 2005). A mastite só fica atrás da febre aftosa como a doença mais difícil de combater nos animais leiteiros (Sharma et al., 2007).

Os métodos de diagnóstico mais frequentemente utilizados são a contagem de células somáticas (CCS) e a cultura bacteriológica (CB) do leite. Atualmente, métodos como a medição da N-acetil-b-D-glucosaminidase (NAG-ase), da lactato desidrogenase (LDH), da condutividade eléctrica (CE) e métodos moleculares como a tecnologia de reação em cadeia da polimerase (PCR) são utilizados com menos frequência. Esta última tem possibilidades prometedoras para aplicações futuras, especialmente na identificação de estirpes (Zadoks e Schukken, 2006).

2.6.1. Contagem de células somáticas (SCC)

Há anos que se sabe que a CCS é um indicador importante de infecções intramamárias (IMI) (Schukken et al. 2003). Um teste fácil, barato e rápido para estimar a CCS na exploração é o California Mastitis Test (CMT). Trata-se de uma medida semi-quantitativa da CCS que consiste na formação de uma massa fibrosa a partir do reagente (lauril sulfato de sódio a 3%) e do ADN das células rompidas. A CMT pode ser útil, por exemplo, para avaliar o sucesso da terapia com base na estimativa da CCS após o tratamento em vacas clinicamente recuperadas, ou para identificar o quarto afetado numa vaca com CCS elevada. A medição direta da CCS é, obviamente, muito mais precisa, mas é mais dispendiosa e nem sempre está disponível ao lado da vaca.

Se a CCS tiver de ser medida num grande número de amostras, estas são geralmente enviadas para um laboratório que utiliza contadores de células de elevada capacidade baseados no princípio da citometria de fluxo, como o contador de células Fossomatic. Esta é uma forma fiável de medir o CEC (Miller et al., 1986). Atualmente, estão disponíveis testes como o Porta SCC e o DeLaval Cell Counter, que parecem ser métodos exactos de estimativa da CCS nas explorações agrícolas (Barratt et al., 2003).

2.6.2. Cultura bacteriológica

A cultura bacteriológica pode ser executada ao nível do efetivo, bem como ao nível da vaca e do quarto, cada um com o seu próprio objetivo específico. A cultura bacteriológica é mais frequentemente usada como uma ferramenta de diagnóstico para resolver problemas de mastite. No entanto, o conhecimento do estado infecioso das glândulas mamárias também pode ser muito útil para evitar a transmissão de agentes patogénicos, diagnosticando um reservatório numa fase inicial. Além disso, os resultados históricos da BC fornecem informações baseadas no efetivo que podem ser úteis para otimizar o tratamento de futuros casos de mastite. **2.6.3. Métodos moleculares para efeitos de diagnóstico**

A utilização de métodos moleculares na deteção de agentes patogénicos tem aumentado nos últimos anos. Frequentemente, estes métodos utilizam a tecnologia da reação em cadeia da polimerase (PCR). Ao testar a presença de uma espécie bacteriana específica, uma parte do ADN desse agente patogénico é amplificada e subsequentemente visualizada. Para uma série de agentes patogénicos da mastite, foram descritas técnicas baseadas na PCR (Lee et al., 1998; Baird et al., 1999; Hassan et al., 2001; Daly et al., 2002). Estes métodos são atualmente muito trabalhosos e é dispendioso fazer um teste PCR separado para cada possível agente patogénico da mastite. Por essa razão, os testes PCR multiplex são de interesse, nos quais vários agentes patogénicos podem ser testados ao mesmo tempo (Phuektes et al., 2003; Bottero et al., 2004). Além disso, estão a ser desenvolvidos ensaios de PCR em tempo real (Lightcycler, Taqman, Luminex, Biacore) para a deteção e quantificação de agentes patogénicos da mastite no leite. Os métodos moleculares também podem ser utilizados para diferenciar estirpes bacterianas dentro de uma espécie bacteriana. Estas diferenças podem ser importantes, porque podem estar associadas a diferenças na virulência, epidemiologia e taxas de cura. Para este efeito, podem ser utilizadas características fenotípicas, tais como tipos de fagos, serótipos e padrões de sensibilidade aos antibióticos. Outra possibilidade é testar as diferenças entre estirpes através da genotipagem (impressão digital) do seu genoma. Na investigação epidemiológica, estes métodos são frequentemente utilizados (Zadoks e Schukken, 2006). Para a genotipagem, são utilizados vários métodos moleculares, como PFGE (pulse field gel electrophoresis), ribotipagem, RAPD (random amplified polymorphic DNA), AFLP (amplified fragment length polymorphism) e MLST (multi locus sequence typing). Em geral, estes métodos utilizam ADN que ficou disponível após digestão com enzimas de restrição, após amplificação com técnicas de PCR, análises de sequências de ADN ou combinações destas técnicas. Recentemente, foram disponibilizadas mais informações sobre um teste comercial de PCR multiplex realizado diretamente no leite, que está disponível para utilização de rotina (Koskinen et al., 2008).

2.6.4. Condutividade eléctrica

O leite mastítico tem uma condutividade eléctrica mais elevada do que o leite normal. Isto deve-se a danos nos tecidos e ao subsequente aumento de iões de sódio e cloreto no leite. Os sensores de condutividade estão a ser incorporados em muitos dos novos sistemas de ordenha automatizados. A mudança na condutividade eléctrica é uma das primeiras manifestações associadas a novas infecções, tornando a deteção precoce e o registo de possíveis casos de mastite uma rotina. O maior problema associado a esta nova tecnologia é a sensibilidade e a especificidade da condutividade eléctrica entre rebanhos. Os recentes avanços na determinação dos níveis de limiar de condutividade específicos de cada efetivo aumentaram o valor deste método de rastreio em muitos efectivos. A condutividade do leite é um teste de rastreio. Uma indicação positiva de aumento da condutividade eléctrica num animal específico é uma indicação para uma avaliação mais aprofundada desse animal (temperatura, exame do úbere, etc.) e não é geralmente um sinal para tratamento imediato. Estão também disponíveis medidores de condutividade manuais que podem ser úteis para o rastreio de rotina dos animais antes da ordenha.

2.7. Proteínas de fase aguda para o diagnóstico da mastite bovina

As proteínas de fase aguda podem constituir um meio alternativo de monitorizar a saúde dos animais. Devido a uma semi-vida relativamente curta no soro e a uma resposta elevada em animais doentes (Mackiewicz, 1997), a resposta sérica da APP constitui uma medida válida de uma resposta sistémica a um estímulo inicial no momento da colheita de sangue. Tal como a temperatura rectal, os níveis de APP não são adequados para estabelecer um diagnóstico específico, mas podem fornecer informações objectivas sobre a extensão das lesões em curso nos animais. A nível dos efectivos, o PDA pode ser útil para determinar o local de propagação da doença, fornecendo informações sobre a prevalência de infecções clínicas e subclínicas em curso, indicadas pela elevada concentração sérica de PDA selecionado (Petersen et al., 2002) e servindo como instrumento de prognóstico, com a magnitude e a duração da resposta de fase aguda a refletir a gravidade da infeção (Hirvonen et al., 1999; Hulten et al., 2002; Peltola, 1982; Skinner et al., 1991). A haptoglobina, a proteína C-reativa e a amiloide sérica A (SAA), que estão entre as proteínas de fase aguda que reagem fortemente nos animais.

A proteína C reactiva foi descoberta no sangue de doentes durante a fase aguda da pneumonia pneumocócica (Tillet e Francis, 1930). Na meningite bacteriana, a concentração de PCR estava elevada, ao passo que não se registaram alterações na meningite viral (Peltola, 1982). A PCR também é considerada útil para distinguir entre pneumonia viral e bacteriana (McCarthy et al., 1978). Além disso, investigações recentes demonstraram que uma concentração ligeiramente elevada de PCR pode ser um marcador válido para um risco acrescido de doença cardíaca nos seres humanos (Ledue et al., 2003; Sellmayer et al., 2003). Apesar de ter sido comunicada uma concentração elevada de PCR bovina durante infecções naturais e uma correlação com o estado de saúde do efetivo (Lee et al., 2003), a PCR não é geralmente considerada uma proteína de fase aguda nos bovinos (Nakajima et al., 1993).

Nos bovinos, verificou-se um aumento da concentração sérica e plasmática de AAS na sequência de inflamações induzidas experimentalmente (Bremner, 1964; Conner e Eckersall, 1988) e naturais (Alsemgeest et al., 1995), bem como de infecções experimentais e naturais. A resposta da SAA durante uma doença respiratória viral está bem descrita (Ganheim et al., 2003; Heegaard et al., 2000). Após a inoculação com Pasteurella multocida, a concentração de AAS aumentou (Horadagoda et al., 1994). Sugeriu-se que a SAA é mais útil na distinção entre inflamação aguda e crónica do que a contagem de neutrófilos e de glóbulos brancos (Horadagoda et al., 1999).

2.8. Perspectivas das citocinas no diagnóstico da mastite bovina

Em contraste com o mau resultado da imunoterapia com citocinas para a mastite bovina, as citocinas poderiam fornecer um meio de diagnóstico rápido, fiável e altamente sensível. As citocinas são os sinais que ditam as respostas imunitárias nos úberes normais e nos úberes com mastite. Assim, alterações subtis na rede de citocinas da glândula mamária, na saúde e na doença, poderiam ajudar a detetar a infeção precoce e a monitorizar a eficácia do tratamento. A aplicação prática das citocinas como meio de diagnóstico na mastite bovina exige a automatização dos procedimentos de deteção e monitorização das citocinas.

Em termos de mastite bovina, o fator estimulador de colónias de granulócitos (Nickerson et al., 1989), o fator estimulador de colónias de granulócitos-macrófagos (Daley et al., 1993; Takahashi et al., 2004; Wedlock et al., 2004), o IFN-γ (Sordillo e Babiuk, 1991), a IL-1β (Daley et al, 1993), IL-2 (Daley et al., 1993; Erskine et al., 1998) e IL-8 (Takahashi et al., 2005) demonstraram prevenir, melhorar a eliminação pelo hospedeiro ou aumentar a eficácia do tratamento antimicrobiano de infecções intramamárias. Um estudo recente, que demonstrou que a infusão intramamária de LPS 24 horas após a infeção intramamária por S. aureus reduziu as concentrações bacterianas no leite durante o período em que as concentrações de TNF-α no leite estavam aumentadas (Kauf et al., 2007), apoia ainda mais o papel das citocinas na mediação do resultado da mastite. No caso da mastite por S. aureus, para a qual três estudos independentes estabeleceram a ausência de indução das principais citocinas pró-inflamatórias (Riollet et al., 2000; Bannerman et al., 2004c; Yang et al., 2008), a administração de citocinas pró-inflamatórias pode ser útil no tratamento dessas infecções. No entanto, em resposta a infecções intramamárias causadas por agentes patogénicos como a E. coli, nas quais é evocado um estado altamente pró-inflamatório que, quando exacerbado, pode ameaçar a vida da vaca, a administração de citocinas anti-inflamatórias pode ser benéfica (Sordillo e Peel, 1992). Devido às diferenças dependentes dos agentes patogénicos na cinética e na magnitude das respostas das citocinas, a terapia com citocinas pode ter de ser adaptada a cada agente patogénico para ser bem sucedida. Para além da sua potencial aplicação terapêutica, as citocinas podem ser biomarcadores úteis da gravidade e do resultado da doença. Por exemplo, nos quartos persistentemente infectados com o maior número de unidades formadoras de colónias bacterianas, as concentrações de IFN-y demonstraram ser maiores ou mais elevadas durante mais tempo do que nos quartos em que os agentes patogénicos são rapidamente eliminados ou estão presentes em número reduzido. Finalmente, a ausência de produção de IL-8 e TNF-α em resposta à infeção intramamária parece ser altamente específica para S. aureus. Para que as citocinas sejam úteis como biomarcadores de doenças, é necessário dispor de reagentes normalizados para medir as suas concentrações em amostras biológicas.

2.9. Agentes causadores de mastite bovina

A mastite é causada por vários agentes infecciosos, incluindo bactérias, vírus, fungos, micoplasmas e infecções devidas a traumatismos/lesões no úbere, condições não higiénicas dos animais e do estábulo (Satishkumar e Suryanarayana, 2003). Os principais agentes patogénicos da mastite são classificados como sendo ambientais ou contagiosos.

2.9.1. Agentes patogénicos contagiosos da mastite

Os agentes patogénicos contagiosos têm geralmente um mecanismo para aderir às células epiteliais do úbere ou para se tornarem intracelulares, a fim de se protegerem dos mecanismos de defesa intramamária. O Staphylococcus aureus, o Streptococcus agalactiae e o Streptococcus dysgalactiae pertencem a este grupo de agentes patogénicos. Algumas estirpes de S. aureus também têm a capacidade de permanecer intracelulares e evitar tanto as defesas naturais do hospedeiro como os antimicrobianos, podendo ainda produzir beta-lactamase que inativa a penicilina. A Arcanobacterium pyogenes é um agente patogénico oportunista e contagioso da mastite. A mastite causada por estes micróbios é frequentemente crónica e provoca níveis elevados de SCC.

2.9.2. Agentes patogénicos ambientais da mastite

As bactérias da mastite ambiental incluem um grande número de espécies gram positivas e gram negativas. Str. uberis, Str. equinus, Enterococcus faecalis e Enterococcus faecium das espécies gram positivas e Escherichia coli, Klebsiella spp., Enterobacter spp., Serratia spp. e Pseudomonas spp. das gram negativas são os agentes patogénicos ambientais mais comuns do úbere bovino.

2.9.3. Agentes patogénicos oportunistas do úbere

As infecções intramamárias com C. bovis causam um aumento da CCS nos quartos afectados, a presença deste agente patogénico menor proporciona proteção contra os agentes patogénicos maiores (Schukken et al., 1990; Green et al., 2005). Outros, no entanto, não encontram qualquer efeito protetor (Hogan et al., 1988), havendo alguns trabalhos que sugerem um aumento do risco de infeção por Struberis ou coliformes num quarto infetado com Corynebacterium spp. ou estafilococos coagulase negativos no momento da secagem (Berry e Hillerton, 2002).

2.10. Diferença na resposta do hospedeiro à infeção por S. aureus e E. coli

A patogénese e os sintomas clínicos da mastite por E. coli são consideravelmente diferentes dos da mastite por S. aureus, o que torna distinta a natureza destes dois tipos de infeção intramamária. A mastite induzida por E. coli é normalmente aguda e, muitas vezes, resolve-se espontaneamente num curto período de tempo. Em contrapartida, a mastite por S. aureus torna-se frequentemente crónica e pode persistir durante toda a vida dos animais infectados. Este facto pode ser atribuído, pelo menos parcialmente, à capacidade do S. aureus de sobreviver intracelularmente nas células mamárias. Além disso, a ativação diferencial do sistema imunitário inato por vários factores de virulência pode também desempenhar um papel no curso da infeção. O reconhecimento do LPS é mediado pelo CD14 da membrana, pela proteína de ligação ao LPS (LBP) e pelos receptores do tipo Toll (TLR) (principalmente TLR4), que iniciam a ativação dos leucócitos e a subsequente produção de citocinas (Chow et al., 1999; Martin, 2000). Além disso, o CD14 solúvel liga-se ao LPS e forma um complexo capaz de estimular as células epiteliais a produzir quimioatraentes, como a interleucina (IL)-8 (Wang et al., 2002). Está bem documentado que um componente da parede celular das bactérias gram-negativas, o lipopolissacárido (LPS), é o principal fator de virulência que provoca os sintomas clínicos associados às infecções por E. coli (Bannerman et al., 2003; Lee et al., 2003).

Em contraste, os factores de virulência das bactérias gram positivas que são reconhecidos pelo sistema imunitário inato e provocam a sua ativação estão menos bem caracterizados. Vários factores de virulência, incluindo o peptidoglicano (PGN), o ácido lipoteicóico (LTA) e as toxinas, estão envolvidos na patogénese da mastite por S. aureus (Sutra e Poutrel, 1994). Foi demonstrado que tanto o PGN como o LTA activam células imunitárias, incluindo monócitos e macrófagos, para produzir citocinas inflamatórias (Schwandner et al., 1999; Gupta et al., 1996; Morath et al., 2002). A ativação de células imunitárias por estes componentes da parede celular de bactérias gram positivas parece ser dependente do TLR2, mas não do TLR4 (Yoshimura et al., 1999). A indução das vias de transdução de sinal associadas aos TLR é melhor caracterizada pela ativação do NF-B, que leva à produção de um espetro de citocinas inflamatórias, incluindo IL-1, IL-6, IL-8 e TNF-α (Martin, 2000). Os TLR2 e TLR4 são necessários para a ativação do NF-B dos macrófagos em resposta a PGN e LPS, respetivamente (Takeuchi et al., 1999). Foi também indicado que os macrófagos humanos expostos a bactérias gram-negativas expressavam genes de forma diferente dos genes activados por bactérias gram-positivas (Nau et al., 2003), o que implica que as bactérias gram-negativas iniciam vias de ativação alternativas. Para além disso, a magnitude da maioria dos genes diferencialmente expressos foi maior nos macrófagos expostos a bactérias gram-negativas. As respostas inflamatórias são reguladas de forma sofisticada pela rede de citocinas durante uma infeção. Foi demonstrado que o desafio intramamário com E. coli ou S. aureus provoca respostas imunitárias inatas diferenciadas em termos de sintomas clínicos e perfis de citocinas do leite ao nível das proteínas (Riollet et al., 2000; Bannerman et al., 2004). A diferença nos perfis de citocinas pode ser atribuída às propriedades naturais desses dois tipos de mastite. Embora as citocinas possam ser produzidas por células somáticas e células epiteliais mamárias, as células somáticas são provavelmente as principais fontes de citocinas no leite (Lee et al., 2006).

Nas glândulas desafiadas com E. *coli*, a expressão do ARNm de TNF-α foi elevada às 8 horas após a infeção e regressou ao nível basal posteriormente. As glândulas desafiadas com S. *aureus* apresentaram uma resposta diferente na expressão do ARNm do TNF-α. Quatro das 8 glândulas atingiram o pico às 24 horas, e 2 atingiram o pico às 8 e 72 horas após a infeção, respetivamente. Também foi observada uma tendência de variação semelhante na expressão de IL-6 em quartos desafiados por E. *coli*. A expressão de IL-6 não se alterou em dois quartos e atingiu o pico em vários pontos temporais nos outros, resultando num perfil com dois picos. Em contrapartida, as glândulas infundidas com S. *aureus* registaram um aumento acentuado da regulação da IL-6 apenas 24 horas após a infeção (Lee *et al.*, 2006).

Citocinas como TNF-a, IL-1, IL-6 e quimiocinas foram expressas a um nível significativamente mais elevado em *Staphyloccocus aureus* do que em células afectadas por *Escherichia coli*. A lactoferrina apresentou um padrão de expressão diferente em relação à estimulação do agente patogénico (ou seja, no ponto de medição de 1 hora, a *Escherichia coli* induziu uma maior expressão do ARNm, ao passo que o nível mais elevado foi atingido após 24 horas de estimulação com *Staphylococcus aureus*). O fator 3 do complemento foi o único fator medido que respondeu igualmente a ambos os microorganismos (Griesbeck-Zilch *et al.*, 2008). As infecções do úbere por E. *coli* e S. *aureus* induziram padrões semelhantes de quimiocinas para o recrutamento de células para o úbere, mas *a E.* coli estimulou a sua síntese de forma muito mais rápida e mais forte. Os genes que são exclusiva e fortemente regulados por E. coli podem ser agrupados numa rede reguladora com TNF-α e IL-1 em posição central. Em contrapartida, a expressão destas citocinas principais é pouco regulada por S. aureus. Ambos os agentes patogénicos desencadeiam rapidamente e aumentam a expressão de IL-6 (Gunther et al., 2010).

CAPÍTULO 3

MATERIAIS E MÉTODOS

3.1. Materiais

3.1.1. Produtos químicos e reagentes

Os meios microbiológicos pré-fabricados para o isolamento de S. aureus e coliformes foram obtidos de HiMedia e SRL, Índia. Os produtos químicos necessários para o isolamento do ADN e para a preparação dos tampões eram de grau molecular e foram obtidos em HiMedia e SRL, Índia. Os produtos químicos para o isolamento do ARN da célula somática (reagente TRI) foram adquiridos à Sigma-Aldrich. Os reagentes utilizados para a PCR e a RT-PCR foram obtidos em Bangalore Genei Pvt. Ltd, Bangalore, Índia.

3.1.2. Recolha de amostras

Foram utilizados frascos esterilizados de 30 ml para a recolha das amostras. O úbere foi limpo cuidadosamente com papel de cozinha. As tetinas foram limpas com álcool a 70%. O frasco de colheita esterilizado foi mantido na horizontal durante a recolha do leite. Foram colhidas amostras de leite de cada quarto de vacas aparentemente saudáveis, em duas explorações leiteiras privadas, no Dispensário Veterinário (Villianur e Mettupalayam) e nas clínicas RAGACOVAS, todas na região de Puducherry (Quadro 1). Um ou dois fluxos de leite foram descartados antes da recolha em cada trimestre. As amostras recolhidas foram imediatamente armazenadas a 4°C até ao processamento posterior. Utilizando o reagente CMT, as amostras de leite foram analisadas para determinar a contagem de células somáticas e, consequentemente, o estado da mastite.

3.1.3. Meios de cultura microbiológicos

O caldo de Luria, o ágar Mac Conkey e o ágar Mueller-Hinton (ágar M.H.) foram adquiridos como meios desidratados prontos a utilizar à M/s HiMedia Laboratories, Mumbai, e preparados de acordo com as recomendações do fabricante.

3.1.4. Meios de ensaio bioquímicos

O meio de teste de vermelho de metilo e o meio de citrato de Simmon foram adquiridos como meios desidratados prontos a utilizar à M/s HiMedia Laboratories, Mumbai, e preparados de acordo com as recomendações do fabricante.

Quadro 1: Pormenores das amostras de leite recolhidas na região de Puducherry

Sl. No	Date	ID. No	Place	Breed	Age in years
1	20.04.2011	2	Villianur Dispensary	Red sindhi	4
2	20.04.2011	3	Villianur Dispensary	HF cross	5
3	20.04.2011	6	Villianur Dispensary	HF cross	4
4	20.04.2011	7	Villianur Dispensary	Sindhi cross	5
5	26.04.2011	220	Mettupalayam Dispensary	HF cross	4.5

Sl. No	Date	ID. No	Place	Breed	Age in years
6	27.04.2011	8	Villianur Dispensary	HF cross	4
7	27.04.2011	320	Villianur Dispensary	Sindhi cross	5
8	27.04.2011	301	Villianur Dispensary	HF cross	6
9	9.06.2011	1	Mettupalayam Dispensary	HF cross	5
10	10.06.2011	166	Reddichavady Farm	HF cross	4
11	10.06.2011	38	Reddichavady Farm	Sindhi cross	5
12	14.06.2011	14	Aditya Farm Villianur	Sindhi cross	4
13	14.06.2011	1510	RAGACOVAS Clinics	Jersey cross	5
14	14.06.2011	1511	RAGACOVAS Clinics	Sindhi cross	6
15	15.06.2011	GL1	Gloria Farm, Pilliarkuppam	Sindhi cross	7
16	15.06.2011	GL4	Gloria Farm Pilliarkuppam	HF cross	5
17	15.06.2011	GL7	Gloria Farm Pilliarkuppam	Red sindhi	5
18	15.06.2011	GL8	Gloria Farm Pilliarkuppam	HF cross	4
19	5.07.2011	GL11	Gloria Farm Pilliarkuppam	Red sindhi	5
20	5.07.2011	GL12	Gloria Farm Pilliarkuppam	HF cross	6
21	5.07.2011	GL13	Gloria Farm Pilliarkuppam	Sindhi cross	4.5
22	5.07.2011	GL14	Gloria Farm Pilliarkuppam	HF cross	6
23	5.07.2011	GL15	Gloria Farm Pilliarkuppam	HF cross	4
24	5.07.2011	GL16	Gloria Farm Pilliarkuppam	Red sindhi	3.5
25	5.07.2011	GL17	Gloria Farm Pilliarkuppam	HF cross	5
26	5.07.2011	GL18	Gloria Farm Pilliarkuppam	HF cross	6
27	5.07.2011	GL19	Gloria Farm Pilliarkuppam	Sindhi cross	4
28	5.07.2011	GL20	Gloria Farm Pilliarkuppam	HF cross	5
29	19.07.2011	GL24	Gloria Farm Pilliarkuppam	HF cross	5
30	19.07.2011	GL25	Gloria Farm Pilliarkuppam	Red sindhi	4
31	19.07.2011	GL30	Gloria Farm Pilliarkuppam	HF cross	6
32	19.07.2011	GL33	Gloria Farm Pilliarkuppam	Sindhi cross	4.5
33	19.07.2011	GL34	Gloria Farm Pilliarkuppam	HF cross	5
34	19.07.2011	GL35	Gloria Farm Pilliarkuppam	HF cross	6
35	27.07.2011	1011	RAGACOVAS Clinics	HF cross	5
36	27.07.2011	1013	RAGACOVAS Clinics	Sindhi cross	4.5
37	27.07.2011	1015	RAGACOVAS Clinics	HF cross	6
38	29.07.2011	SF1	Reddichavady Farm	Jersey cross	5
39	29.07.2011	SF2	Reddichavady Farm	HF cross	6
40	29.07.2011	SF3	Reddichavady Farm	Sindhi cross	4
41	29.07.2011	SF4	Reddichavady Farm	Jersey cross	4.5
42	29.07.2011	SF5	Reddichavady Farm	HF cross	5
43	29.07.2011	SF6	Reddichavady Farm	HF cross	5
44	29.07.2011	SF7	Reddichavady Farm	Jersey cross	4
45	29.07.2011	SF8	Reddichavady Farm	Red sindhi	4.5
Sl. No	**Date**	**ID. No**	**Place**	**Breed**	**Age in years**
46	29.07.2011	SF9	Reddichavady Farm	Sindhi cross	6
47	29.07.2011	SF10	Reddichavady Farm	Jersey cross	3.5
48	29.07.201	SF11	Reddichavady Farm	Jersey cross	5
49	29.07.2011	SF12	Reddichavady Farm	Jersey cross	4
50	2.08.2011	1032	RAGACOVAS Clinics	Sindhi cross	4.5
51	2.08.2011	1044	RAGACOVAS Clinics	HF cross	5
52	8.08.2011	SF13	Reddichavady Farm	Jersey cross	3.5
53	8.08.2011	SF14	Reddichavady Farm	Sindhi cross	4
54	8.08.2011	SF15	Reddichavady Farm	Jersey cross	5
55	8.08.2011	SF16	Reddichavady Farm	HF cross	5

56	8.08.2011	SF17	Reddichavady Farm	HF cross	6
57	8.08.2011	SF18	Reddichavady Farm	Jersey cross	4
58	8.08.2011	SF19	Reddichavady Farm	Sindhi cross	5
59	8.08.2011	SF20	Reddichavady Farm	HF cross	3.5
60	8.08.2011	SF21	Reddichavady Farm	Jersey cross	5
61	8.08.2011	SF22	Reddichavady Farm	Jersey cross	6
62	8.08.2011	SF23	Reddichavady Farm	HF cross	4
63	8.08.2011	SF24	Reddichavady Farm	Jersey cross	4.5
64	8.08.2011	SF25	Reddichavady Farm	Jersey cross	6
65	26.08.2011	GL36	Gloria Farm, Pilliarkuppam	HF cross	5
66	26.08.2011	GL37	Gloria Farm, Pilliarkuppam	Jersey cross	4
67	26.08.2011	GL38	Gloria Farm, Pilliarkuppam	Sindhi cross	4.5
68	26.08.2011	GL39	Gloria Farm, Pilliarkuppam	Sindhi cross	4
69	26.08.2011	GL40	Gloria Farm, Pilliarkuppam	HF cross	6
70	26.08.2011	GL41	Gloria Farm, Pilliarkuppam	HF cross	3
71	26.08.2011	GL42	Gloria Farm, Pilliarkuppam	Sindhi cross	3.5
72	26.08.2011	GL43	Gloria Farm, Pilliarkuppam	Jersey cross	5
73	26.08.2011	GL44	Gloria Farm, Pilliarkuppam	Red sindhi	6
74	26.08.2011	GL45	Gloria Farm, Pilliarkuppam	Jersey cross	4
75	26.08.2011	GL46	Gloria Farm, Pilliarkuppam	HF cross	5
76	26.08.2011	GL47	Gloria Farm, Pilliarkuppam	HF cross	6
77	26.08.2011	GL48	Gloria Farm, Pilliarkuppam	Red sindhi	5
78	26.08.2011	GL49	Gloria Farm, Pilliarkuppam	Jersey cross	5.5
79	26.08.2011	GL50	Gloria Farm, Pilliarkuppam	HF cross	4.5
80	26.08.2011	GL51	Gloria Farm, Pilliarkuppam	Red sindhi	6
81	29.08.2011	GL52	Gloria Farm, Pilliarkuppam	HF cross	5
82	29.08.2011	GL53	Gloria Farm, Pilliarkuppam	Jersey cross	6
83	29.08.2011	GL54	Gloria Farm, Pilliarkuppam	Jersey cross	4.5
84	29.08.2011	GL54	Gloria Farm, Pilliarkuppam	Jersey cross	4
85	29.08.2011	GL55	Gloria Farm, Pilliarkuppam	HF cross	6
86	29.08.2011	GL56	Gloria Farm, Pilliarkuppam	HF cross	5.5
87	29.08.2011	GL57	Gloria Farm, Pilliarkuppam	Red sindhi	4
88	29.08.2011	GL58	Gloria Farm, Pilliarkuppam	Red sindhi	6
89	29.08.2011	GL59	Gloria Farm, Pilliarkuppam	HF cross	4.5
90	29.08.2011	GL60	Gloria Farm, Pilliarkuppam	HF cross	5
91	29.08.2011	131	Villianur Dispensary	HF cross	4.5
92	29.08.2011	120	Villianur Dispensary	Red sindhi	6
93	29.08.2011	167	Villianur Dispensary	Red sindhi	4
94	29.08.2011	198	Villianur Dispensary	Sindhi cross	6
95	29.08.2011	123	Villianur Dispensary	HF cross	5

3.2. Métodos

3.2.1. California Mastitis Test (CMT)

O California Mastitis Test (CMT) foi efectuado de acordo com Mellenberger (2001) para prever a contagem de células somáticas do leite. Quando o leite e o reagente CMT são misturados em quantidades iguais, o reagente CMT dissolve ou rompe a parede celular externa e a parede celular nuclear de qualquer leucócito, que são principalmente gordura (o detergente dissolve a gordura). O ADN é agora libertado dos núcleos. O ADN forma uma massa fibrosa. À medida que o número de leucócitos aumenta num quarto, a quantidade de formação de gel aumenta de forma linear. Por conseguinte, a formação de gel pode ser "pontuada ou lida" como na Tabela 2.

Quadro 2: Pontuação CMT para prever a contagem de células somáticas do leite

CMT Score	Average somatic count (Cells per millilitre)	Description of reaction
N (negative)	100,000	No thickening, homogeneous
T (trace)	300,000	Slight thickening. Reaction disappears in 10 seconds
1	900,000	Distinct thickening, no gel formation
2	2,700,000	Thickens immediately, begins to gel, levels in the bottom of cup
3	8,100,000	Gel is formed, surface elevates, with a central peak above the mass

3.2.2. Isolamento e identificação de agentes causadores de mastite

As amostras foram bem misturadas e duas ou três colheres de leite foram semeadas em placas de ágar Mueller Hinton e ágar MacConkey e incubadas a 37°C durante 24-48 horas. Os organismos cultivados foram submetidos a análises bacteriológicas. Um mínimo de cinco colónias do mesmo tipo foi registado como agente causal e o crescimento de mais do que um tipo de colónias foi determinado como crescimento misto.

3.2.2.1. Coloração de Gram

O esfregaço foi preparado a partir de uma cultura positiva e inundado com solução de violeta cristal durante dois minutos. Em seguida, a lâmina foi lavada com água destilada e foi aplicado iodo de Gram durante um minuto. Em seguida, aplicou-se álcool a 95% até a cor desaparecer. Por fim, aplicou-se fucina de carbhol diluída durante cerca de um minuto. Em seguida, a lâmina foi lavada com água destilada e examinada sob imersão em óleo.

3.2.3. Testes bioquímicos para a identificação de Staphylococcus e S. aureus 3.2.3.1. Teste da catalase

Misturou-se uma colher de cultura de ensaio em ágar M.H com 2-3 gotas de peróxido de hidrogénio a 3% numa lâmina de vidro limpa e examinou-se a libertação de oxigénio nascente sob a forma de bolhas de gás. Uma reação positiva foi indicada pela efervescência de oxigénio no espaço de 1-2 minutos.

2.10.1.1. Atividade oxidase

O crescimento superficial de uma cultura de teste em ágar M.H foi espalhado com a vareta de vidro na tira de papel de filtro impregnada com reagente de oxidase. Uma reação positiva foi indicada pelo aparecimento de uma cor púrpura escura em 30 segundos.

2.10.2. Testes bioquímicos para a identificação de Coliformes - Escherichia coli,

Klebsiella pneumonie e Citrobactor

2.10.2.1. Teste de utilização de citrato

A cultura em teste foi semeada em placas de citrato de Simmon e incubada a 37°C durante 96 horas. Uma reação positiva foi indicada pelo aparecimento de cor azul e crescimento na linha de estrias.

2.10.2.2. Ensaio do indole

A cultura em teste foi inoculada em caldo Luria e incubada a 37°C durante 48 horas. Adicionou-se 0,5 ml de reagente de Kovac e agitou-se suavemente. Uma reação positiva foi indicada pelo aparecimento de uma camada superior vermelha sobre o meio.

2.10.2.3. Ensaio do vermelho de metilo

A cultura de teste foi inoculada no meio MR e incubada a 37°C durante 2-5 dias. Adicionaram-se 5 gotas do reagente vermelho de metilo e misturou-se bem. Uma reação positiva foi indicada pelo aparecimento de uma cor vermelha brilhante imediatamente após a mistura.

2.10.3. Deteção e identificação molecular de S. aureus e E. coli

2.10.3.1. Extração de ADN

- Dois ml de cultura nocturna foram transferidos para um tubo de centrifugação e as células foram peladas a 14000Xg
- O sobrenadante foi removido e as células foram ressuspendidas em 500p,l de tampão TE.
- Adicionar 50µl de SDS e 25µl de proteinase K
- Misturar invertendo o tubo várias vezes e incubar durante 30 minutos a 55°C
- Adicionar 575µl de fenol/clorofórmio (1:1) e misturar suavemente, invertendo os tubos várias vezes, até obter uma solução leitosa homogénea.
- Centrifugado durante 10 minutos a 14000Xg
- Transferir cuidadosamente 500µl da fase aquosa superior para um novo tubo e adicionar 500µl de fenol/clorofórmio (1:1)
- Inverter o tubo suavemente para homogeneizar a mistura e centrifugar novamente durante 10 minutos a 14000Xg.
    - Transferir 500µl da fase superior para um novo tubo e adicionar 50µl de acetato de sódio e misturar suavemente.
    - Adicionar 330µl de isopropanol e misturar suavemente, invertendo o tubo, para precipitar o ADN.
    - O ADN foi recolhido e lavado várias vezes, mergulhando a ponta da pipeta Pasteur em etanol a 70% e deixando secar.
    - Dissolver o ADN em 250µl de tampão TE a 37°C durante 15 min e armazenar a 4°C.

2.10.3.2. Eletroforese em gel de agarose para controlo da qualidade do ADN

A eletroforese do ADN em gel de agarose foi efectuada de acordo com o método de Helling et al. (1974)

Procedimento

Preparação do tabuleiro de moldagem em gel

- O tabuleiro de moldagem do gel foi lavado com água destilada e seco.
- As extremidades abertas do tabuleiro de moldagem de gel foram seladas com fita de celofane e colocadas na plataforma de moldagem de gel nivelada.
- O pente foi colocado a 1 cm de um dos lados da extremidade selada e a uma distância mínima de 0,5 cm acima do fundo do tabuleiro de moldagem do gel.

Fundição em gel:

- Foram preparados 30 ml de gel de agarose a 1% em tampão TBE 0,5X.
- A agarose foi dissolvida por aquecimento numa manta eléctrica.
- Quando a temperatura da solução de agarose era de cerca de 55°C a 60°C, adicionou-se brometo de etídio a uma concentração de 0,5µg por ml da solução e misturou-se bem.
- Toda a solução foi vertida para o tabuleiro de moldagem de gel montado, sem reter quaisquer bolhas de ar.
- Em seguida, o gel foi deixado a solidificar durante cerca de 30 minutos.

Eletroforese:

- A unidade de eletroforese foi enchida com tampão TBE 0,5X.
- Após a formação do gel, o pente e a fita de celofane foram cuidadosamente retirados do tabuleiro de moldagem do gel e colocados na plataforma da unidade de eletroforese horizontal, com os poços próximos do cátodo.
- 10jil de ADN foram misturados com 5µl de tampão de carregamento de amostras 6x e a quantidade total foi carregada nos poços do gel de agarose.
- Em seguida, procedeu-se à eletroforese a 100 volts durante 45 minutos.
- Após a eletroforese, as bandas de ADN são visualizadas sob transiluminação UV e documentadas utilizando o sistema de documentação em gel da Bio-Rad.

3.2.6. **Reação em cadeia da polimerase (PCR) para a deteção de** S. aureus **e** E. coli

Foram utilizados os seguintes conjuntos de iniciadores para a PCR

Organism	Target	Primer sequence (5'→3')		Size
Genus specific *Staphylococcus*	16S rRNA (Zhang *et al.*, 2004)	Forward	AACTCTGTTATTAGCGAAGAACA	756bp
		Reverse	CCACCTTCCTCCGGTTTGTCACC	
S. aureus	Nuc gene (Brakstad *et al.*, 1992)	Forward	GCGATTGATGGTGATACGGT	270bp
		Reverse	AGCCAAGCCTTGACGAACTAAAGC	
E. coli	Alr gene (Yokigaw *et al.*, 1999)	Forward	CTGGAAGAGGCTAGCCTGGACGAG	366bp
		Reverse	AAAATCGGCACCGGTGGAGCGATC	

3.2.6.1. **PCR para** Staphylococcous **utilizando iniciadores específicos do género (16S rRNA)**

Procedimento: A mistura de reação para a PCR foi preparada da seguinte forma

  Modelo de ADN-5 .0µl
  Primer forward-1 .0µl
  Primer reverso-1 ,0µl
  Mistura principal-10µl
    Água ultrapura - 3 ,0 µl
  O volume total é de 20,0 pl da mistura de reação

Condições de PCR:

  Etapa 1: Desnaturação primária - 95° C durante 4 minutos
  Etapa 2:   Desnaturação-95° Cpor 45 segundos
  Etapa 3:   Recozimento-55° Cpor 45 segundos
  Passo 4:   Extensão-72° Cpor 45 segundos
  Etapa 5:   -30 ciclos da etapa 2 à etapa 4
  Etapa 6: Extensão final - 72° C durante 6 minutos

Os produtos amplificados foram verificados por eletroforese em gel de agarose (1,5%) a 100 volts durante 45 minutos.

3.2.6.2. **PCR para** S. aureus

Procedimento: A mistura de reação para a PCR foi preparada da seguinte forma

    Modelo de ADN-5 .0µl
  Primer forward-1 .0µl
  Primer reverso-1 ,0µl
  Mistura principal-10 ,0 µl
    Água ultrapura - 3 ,0 µl
  O volume total é de 20,0µl de mistura de reação

Condições de PCR:

  Etapa 1: Desnaturação primária - 95° C durante 5 minutos
  Passo 2: Desnaturação - 95° C durante 30 segundos
  Etapa 3:   Recozimento-56° C durante40 segundos
  Passo 4:   Extensão-72° C durante40 segundos
  Etapa 5:   -30 ciclos da etapa 2 à etapa 4
  Etapa 6: Extensão final - 72° C durante 5 minutos

Os produtos amplificados foram verificados por eletroforese em gel de agarose (1,5%) a 100 volts

durante 45 minutos.

3.2.6.3. **PCR para** E. coli

Procedimento: A mistura de reação para a PCR foi preparada da seguinte forma

Modelo de	ADN-5	.0µl
Primer	forward-1	.0µl
Primer	reverse-1	,0µl
Mistura	principal-10	.0µl
Água ultrapura - 3		,0 µl

O volume total é de 20,0µl de mistura de reação

Condições de PCR:

Etapa 1: Desnaturação primária - 95° C durante 6 minutos
Passo 2: Desnaturação -   95° C durante 20 segundos
Etapa 3: Recozimento -   56° C durante 90 segundos
Passo 4: Extensão -   72 C durante 90 segundos
Etapa 5:   - 36 ciclos da etapa 2 à etapa 4
Etapa 6: Extensão final -   72° C durante 5 minutos

Os produtos amplificados foram verificados por eletroforese em gel de agarose (2%) a 100 volts durante 45 minutos.

3.2.7. Isolamento de células somáticas de amostras de leite

- As amostras de leite mantidas a 4 C foram recolhidas em tubos de centrifugação de 50 ml e centrifugadas a 6000 x g durante 10 minutos.

- A camada de gordura foi removida com uma zaragatoa esterilizada e a proteína de soro de cada amostra foi recolhida e armazenada a -80 C.

- Os sedimentos foram lavados em PBS estéril gelado e centrifugados a 6000 x g durante 10 minutos, sendo o sobrenadante eliminado.

- Este processo foi repetido 3-4 vezes.

- Após a lavagem final, o sobrenadante foi eliminado e o sedimento resultante constituiu o isolado de células somáticas do leite.

3.2.8. Isolamento do ARN total das células somáticas do leite

Isolamento do ARN total das células somáticas do leite utilizando o reagente TRI da SIGMA (de acordo com o protocolo do fabricante).

Procedimento

- O sedimento foi misturado com 1 ml de reagente TRI e bem misturado por pipetagem repetida (10-20 vezes).

- O lisado celular foi agitado em vórtex e homogeneizado durante cerca de 5-10 minutos.

- As amostras foram deixadas em repouso durante 5 minutos à temperatura ambiente para assegurar a dissociação completa dos complexos nucleoproteicos.

- Adicionou-se clorofórmio (0,2 ml) (por ml de tri-reagente) ao sobrenadante, agitou-se vigorosamente em vórtice durante 15 segundos e deixou-se repousar durante 2-15 minutos à temperatura ambiente.

- A mistura resultante foi centrifugada a 12.000 x g durante 15 minutos a 4 C. A centrifugação separa a mistura em 3 fases: uma fase orgânica vermelha (contendo proteínas), uma interfase (contendo ADN) e uma fase aquosa superior incolor (contendo ARN)

- Transferir a fase aquosa resultante para um novo tubo, adicionar 0,5 ml de isopropanol (por ml de reagente TRI), agitar em vórtice e deixar repousar durante 5-10 minutos à temperatura ambiente.

- Centrifugou-se a 12.000 x g durante 10 minutos a 4°C. O ARN formou-se como um pellet nos lados e no fundo do tubo.

- O sobrenadante foi removido e o sedimento de ARN foi lavado adicionando 1 ml de etanol a 75% (por ml de reagente Tri).

- A amostra foi agitada em vórtex e depois centrifugada a 12.000 x g durante 5 minutos a 4°C.

- Deixou-se secar o sedimento de ARN durante 5-10 minutos, secando-o ao ar.

- O sedimento de ARN foi dissolvido pela adição de 80 µl de água tratada com DEPC e foi mantida a 65° C durante 15-20 minutos para facilitar a dissolução.

- As amostras de ARN foram armazenadas a -80° C até nova utilização.

3.2.9. Eletroforese de ARN em gel de agarose nativo

A qualidade do ARN total isolado foi testada em eletroforese em gel de agarose nativo.

Procedimento

Preparação do tabuleiro de moldagem de gel:

- O tabuleiro de moldagem do gel foi lavado com água DEPC e seco.

- As extremidades abertas do tabuleiro de moldagem de gel foram seladas com fita de celofane e colocadas na plataforma de moldagem de gel nivelada.

- O pente foi colocado a 1 cm de um lado da extremidade selada e, pelo menos, 0,5 cm acima do fundo do tabuleiro de moldagem do gel.

***G* Fundição em gel:**

- Num erlenmeyer, adicionaram-se 300 mg de agarose a 30 ml de tampão TBE 1X (preparado em água DEPC).

- A agarose foi dissolvida por ebulição numa manta de aquecimento.

- Quando a temperatura da solução de agarose era de cerca de 55° a 60°C, adicionou-se brometo de etídio a uma concentração de 0,5µg por ml de solução e misturou-se bem.

- Toda a solução foi vertida para o tabuleiro de moldagem de gel montado, sem reter quaisquer bolhas de ar.

- Em seguida, o gel foi deixado a solidificar durante cerca de 30 minutos.

Eletroforese:

- A unidade de eletroforese foi enchida com tampão TBE 1X.

- Após a formação do gel, o pente e a fita de celofane foram cuidadosamente retirados do tabuleiro de moldagem do gel e colocados na plataforma da unidade de eletroforese horizontal, com os poços próximos do cátodo.

- A amostra de ARN isolada (10µ,l) foi misturada com 5µl de corante de carregamento do gel de ARN e toda a quantidade foi carregada nos poços do gel de agarose.

- Em seguida, o gel de agarose foi colocado a 100 volts durante 45 minutos.

- Após a eletroforese, o padrão do gel foi visualizado sob luz UV e documentado utilizando o sistema de documentação de gel da Bio-Rad.

3.2.10. Medição da pureza e da concentração do ARN por espetrofotometria Procedimento

- A água ultra pura (450µl) foi colocada na cuvete de quartzo e a absorvância a 260nm e 280nm foi corrigida para zero

- A amostra de ARN isolado (10µl) foi diluída com 440µl de água ultra pura e a sua absorvância correspondente a 260 e 280nm foi medida

- A pureza do ARN foi medida através da determinação do rácio da absorvância a 260 e 280 nm

- A concentração do ARN em µg/µl foi calculada multiplicando o valor da absorvância a 260nm pelo fator 40.

3.2.11. Amplificação RT-PCR

Foram utilizados os seguintes iniciadores para a amplificação por RT-PCR dos genes da actina, TNF- α, IL-6 e haptoglobina

Gene	Primer Sequence (5'→ 3')		Size of the Product
Actin	Forward	GACAATGGTTCTGGCATGTG	228bp
(Bhuvana, 2008)	Reverse	CCAGATCCTCTCCATGTCGT	
TNF-α	Forward	AACGGCGTGAAGCTAGAAGA	354bp
(Bhuvana, 2008)	Reverse	GGCGATGATCCCAAAGTAGA	
IL-6	Forward	ACTCCATTCGCTGTCTCCCTG	303bp
(Bhuvana, 2008)	Reverse	CCAGATCCTCTCCATGTCGT	
Haptoglobin	Forward	GTCTCCCAGCATAACCTCATCTC	174bp
(Hiss *et al*., 2004)	Reverse	AACCACCTTCTCCACCTCTACAA	

As amostras de ARN utilizadas para a PCR RT de um passo foram ajustadas para uma concentração uniforme de 2µg/µl.

Procedimento

- A mistura de reação para RT-PCR de um passo foi realizada em tubos de PCR de 0,2 ml. 2XRT-PCR reaction mix -12   ,5 µl

Primer	forward-1 .0µl
Primer	reverso-1 ,0µl
	RNAseína-0 ,5 µl
Mistura de enzimas	RT-PCR-0 ,5 µl

- O ARN com uma concentração de 2µg/µl (volume feito para 5µl com água livre de Nuclease) foi levado para um tubo separado e centrifugado durante 10 segundos a 10.000 rpm e foi incubado a 65° C durante 5 minutos num termociclador (Eppendorf).

- Este foi arrefecido em gelo durante 5 minutos.

- A mistura de reação acima referida foi adicionada à amostra de ARN para obter uma reação de 25 µl.

- Centrifugou-se novamente durante 10 segundos a 10.000 rpm

- A mistura de reação foi amplificada de acordo com as condições de PCR indicadas abaixo:

  Fase 1: Temperatura inicial -   45°C   durante 50 minutos

  Passo 2: Desnaturação primária - 94°C durante 2 minutos
  Passo 3: Desnaturação -   94°C   durante 30 segundos
  Etapa 4:   Recozimento-55/58/56   e58° C durante 40 segundos
  Etapa 5: Alongamento -   72°C   durante 40 segundos
  Etapa 6:   - 35 ciclos da etapa 3 à etapa 5
  Etapa 7: Alongamento final - 72° C durante 5 minutos
  (Temperatura de recozimento para Actina -55°C; Haptoglobina- 58° C; TNF-α-

  56° C; e IL-6-58°C)

3.2.12. Eletroforese em gel de agarose para produtos amplificados por RT-PCR

- O produto de RT-PCR (10µl) foi misturado com 5µl de corante de carregamento de ADN e toda a quantidade foi carregada nos poços do gel de agarose juntamente com 5µl de escada de ADN de 100bp

- Em seguida, procedeu-se à eletroforese a 100 volts durante 1 hora e 15 minutos

- Após a eletroforese, o produto de ADN amplificado foi visualizado num transiluminador UV e documentado.

3.2.13. Semi-quantificação dos produtos amplificados por RT-PCR:

O nível de expressão dos genes foi semi-quantificado utilizando o software Quantity One (Bio-Rad). O nível de expressão do gene foi expresso em unidades arbitrárias após dedução do nível de expressão do gene da actina.

CAPÍTULO 4

RESULTADOS

4.1. Rastreio da amostra de leite

Um total de 95 amostras de leite foram recolhidas e testadas para a forma subclínica de mastite usando o teste da mastite da Califórnia (Tabela 4.1). Das 95 amostras, 80 amostras foram consideradas positivas para CMT.

Tabela 4.1: Rastreio de amostras de leite (CMT)

No. of milk samples collected	No. of CMT positive samples (%)	No. of culture positive samples (%)	Results of Biochemical Test	
			No. of *Staphylococcus* spp. (%)	No. of Coliforms (%)
95	80(84.21%)	32(33.68%)	22(68.75%)	10(31.25%)

4.2. Isolamento do microrganismo

4.2.1. Staphyloccous spp.

Das 80 amostras de leite consideradas positivas para CMT, 32 amostras foram positivas por cultura (Figura 1) e as restantes foram negativas. Os organismos positivos da cultura foram colhidos e corados com gram. Com base na morfologia, as bactérias isoladas foram diferenciadas em Staphylococcus spp. gram-positivos e coliformes gram-negativos. Em seguida, o Staphylococcus spp. gram positivo foi testado quanto à atividade da catalase e da oxidase. Verificou-se que o Staphylococcus spp. era positivo para a catalase e negativo para a atividade da oxidase, tendo 22 amostras sido consideradas positivas para Staphylococcus spp. Estas foram posteriormente confirmadas como Staphylococcus spp. por PCR utilizando um iniciador específico do género (16s rRNA). O tamanho esperado do produto de 756 pb foi obtido e é apresentado na figura 2.

4.2.2. S. aureus

O ADN de Staphylococcus spp. confirmado por PCR foi submetido a PCR utilizando primers específicos para o gene nuc de S. aureus. De um total de 22 Staphylococcus spp. 18 foram positivos para S. aureus. O produto de PCR obtido do gene nuc de S. aureus (270 pb) e a escada de ADN de 100 pb são apresentados na figura 3.

4.2.3. Coliformes

Das 32 amostras de leite, 10 foram consideradas positivas para coliformes, das quais 4 foram consideradas positivas para E. coli e 5 foram consideradas positivas para Klebesilla spp. e uma positiva para Citrobactor spp. Estes coliformes foram identificados com base na morfologia, cultura e reacções bioquímicas (Figura 4) (Quadro 4.2). Todos os isolados de coliformes foram submetidos a PCR utilizando primers padrão para detetar o gene Alr específico para E. coli. Quatro isolados que se verificou serem bioquimicamente positivos para E. coli, também se verificou serem positivos na PCR para E. coli (Figura 5).

Quadro 4.2: Teste bioquímico para coliformes

Coliforms	*E. coli*	*Klebsiella* spp.	*Citrobactor*
Shape	B	B	B
Motility	+	-	+
Growth in air	+	+	+
MacConkey growth	+	+	ǀ
Simmons's citrate	-	+	+
Methyl red test	+	-	+
Indole test	+	-	+

B - Bacilos; (+) - Positivo; (-) - Negativo

4.3. Qualidade do ARN isolado

As células somáticas isoladas do leite, de casos de mastite subclínica que eram culturalmente positivos, foram retiradas e o ARN total foi extraído. A qualidade do ARN foi verificada por eletroforese em gel de agarose a 1% (Figura 6). Foram observadas duas bandas distintas correspondentes ao ARN ribossómico 28S e 18S, coradas com brometo de etídio, o que confirmou a qualidade do ARN total. A qualidade do ARN foi ainda verificada medindo o rácio A_{260}/A_{280}, que se revelou ser de 1,8 a 2,0 para todas as amostras de ARN.

4.4. Análise RT-PCR para a expressão do ARNm do gene da actina

A RT-PCR para a expressão do ARNm do gene da actina (gene de referência) foi testada utilizando ARN isolado de mastites subclínicas associadas a S. aureus e coliformes

infeção. O perfil de expressão foi quase semelhante em todos os casos testados, que serviram de controlo positivo. O nível de expressão do gene da actina encontrado em todas as amostras apoia claramente a utilização de concentrações iguais de ARN. Os produtos da PCR foram analisados em conjunto com uma escada de ADN de 100 pb e o tamanho do produto correspondeu ao tamanho esperado (228 pb) do gene da actina, que é apresentado nas Figuras 7a e 7b.

4.5. Análise por RT-PCR da expressão do ARNm do gene TNF-α

Não se regista uma expressão significativa do gene TNF-α em ambos os casos de mastite. Os resultados de RT-PCR obtidos são apresentados na Figura 8a e 8b. O tamanho esperado do produto é de 354 pb.

4.6. Análise RT-PCR para a expressão do ARNm do gene IL-6

Quando a expressão de IL-6 foi testada utilizando RT-PCR nos casos de mastite causada por S. aureus e Coliformes, a expressão do gene IL-6 foi observada em ambos os casos de mastite. O nível de expressão de IL-6 revelou-se significativamente mais elevado no caso da mastite por S. aureus do que no caso da mastite por coliformes. O nível de expressão semi-quantificado é apresentado no quadro 4.3. Os resultados da RT-PCR são apresentados nas figuras 9a e 9b. Foi obtido o tamanho esperado do produto (304 pb) correspondente ao gene IL-6.

Tabela 4.3: Valores semi-quantificados da expressão do gene IL-6 em casos de mastite por coliformes e

S. aureus

casos de mastite (Valores: Média ± S.D)

Coliforms (n=10)	*S. aureus* (n=10)
43.6±2.302173	96±4.88288***

(***p<0.001)

4.7. Análise RT-PCR da expressão do ARNm do gene da haptoglobina

A análise RT-PCR para a expressão do ARNm do gene da haptoglobina (Hp) em casos de mastite subclínica revelou uma expressão altamente detetável e melhor no caso do S. aureus e uma expressão detetável mas comparativamente menor no caso da mastite por coliformes. O nível de expressão em termos de unidades arbitrárias é apresentado no quadro 4.4. O produto da RT-PCR foi analisado juntamente com uma escada de ADN de 100 pb e o tamanho do produto foi de 174 pb, que é o tamanho esperado (Figura 10a e 10b).

Tabela 4.4: Valores semi-quantificados da expressão do gene Hp em casos de mastite por coliformes e S. aureus (Valores: Média ± S.D)

Coliforms (n=10)	S. aureus (n=10)
142.2±7.33496	179±6.041523***

(***p<0.001)

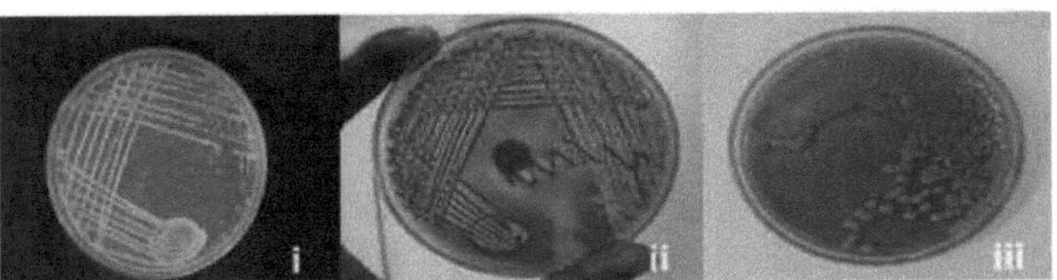

Figura 1: Cultura microbiana
i. *S. auruasin* Ágar Muller Hinton
ii. E.cn/r em ágar de McConkey
Hi. Klebsiella spp. em Ágar McConkey

Indole Test   Methyl Red Test   Citrate Test

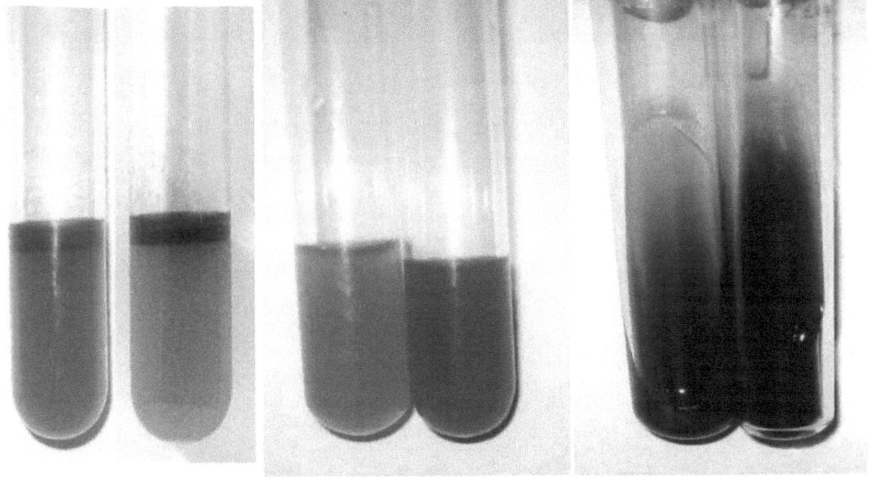

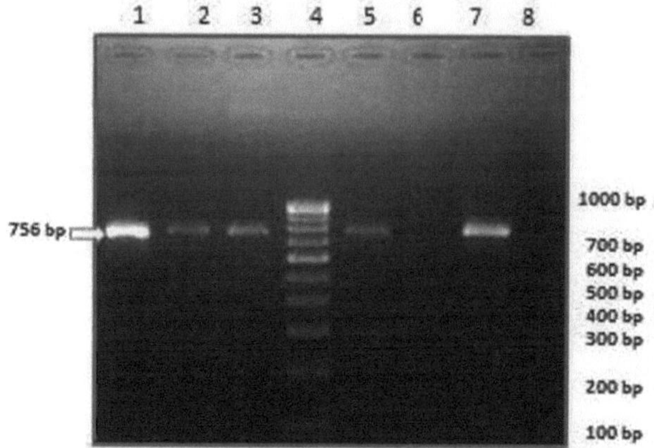

Figura *2:* Amplificação por PCR específica do género *Staphylococcus* (16s rRNA)

Pista 1₉ 2,3,5 &7: *Positivo para Stapkyiococcous spp.*", Pista 4: 100 bp DNAladder

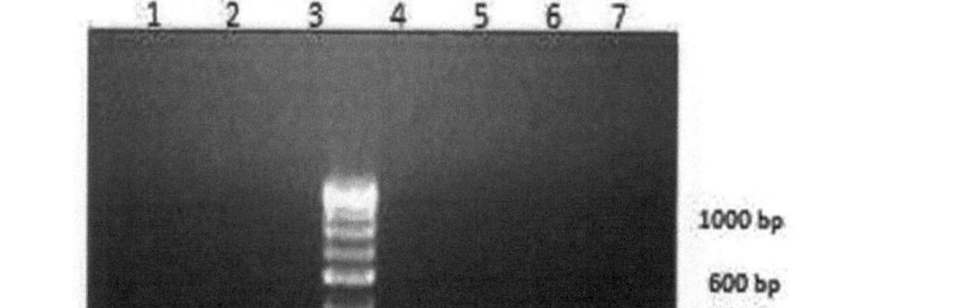

Figura 3: Amplificação por PCR específica de *S. aureus* (gene *nuc*)

Pista 2₇ 3,5₇ 6&7: Posiina para S. *aureus;* Pista 4: 100 bp DNAladder

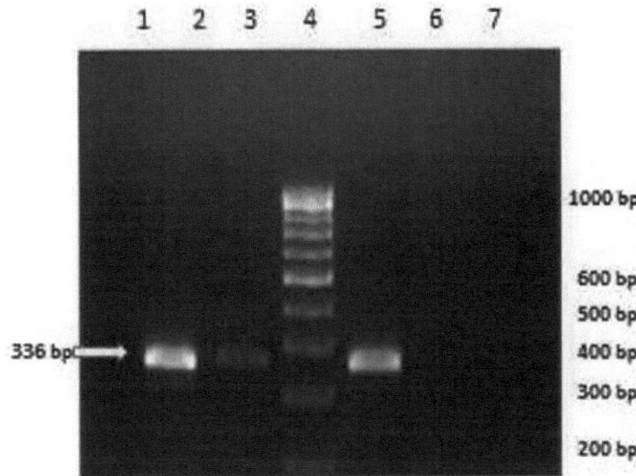

Figura 5; Amplificação por PCR específica de *E.Coli* (/IZrgene)

Faixa 2.3&S: Positivo para amostras £. coZr; Pista 4: Escada de ADN de 100 pb

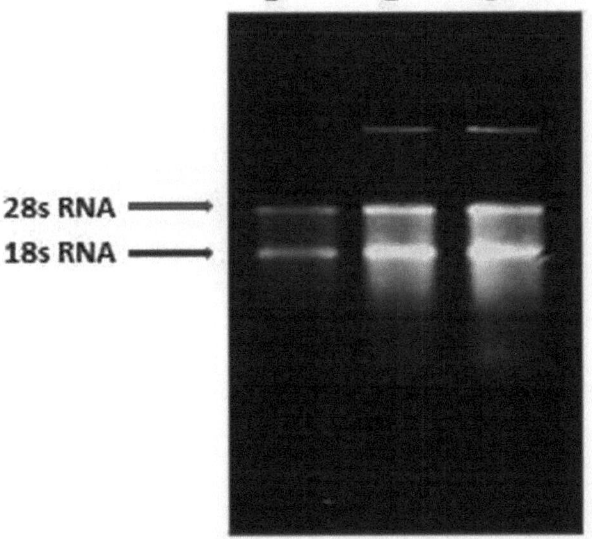

Figura 6: Eletroforese em gel de agarose nativo a 1% do ARN total isolado de células somáticas do leite

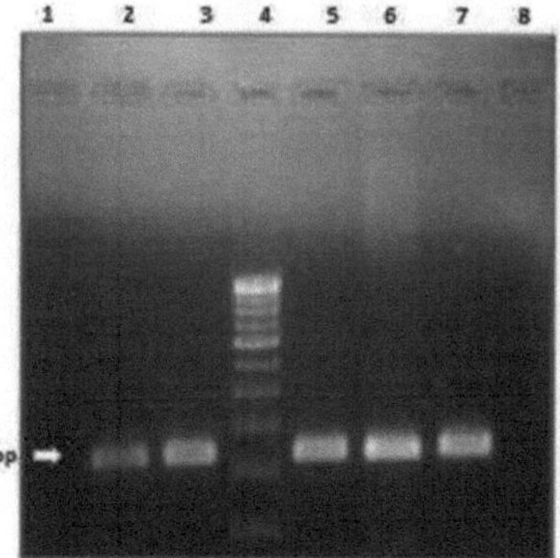

Figure 7a: Actin gene expression in mastitis associated with Coliforms

Lane 2, 3, 5, 6 & 7: 228 bp PCR Product
Lane 4: 100 bp DNA Ladder

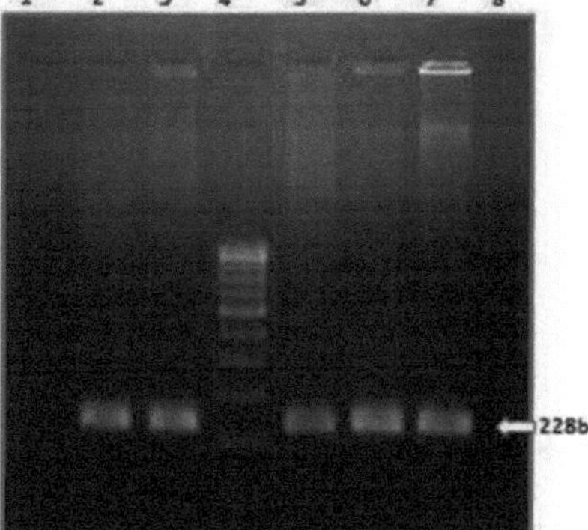

Figure 7b: Actin gene expression in mastitis associated with *S. aureus*.

Lane 2, 3, 5, 6 & 7: 228 bp PCR Product
Lane 4: 100 bp DNA Ladder

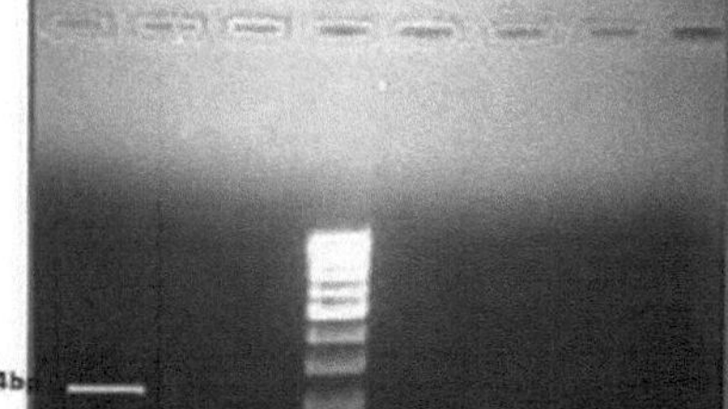

Figure 8a. TNF-α gene expression in mastitis associated with Coliforms

Lane 2, 3, 5, 6 & 7: 354 bp PCR Product
Lane 4: 100 bp DNA Ladder

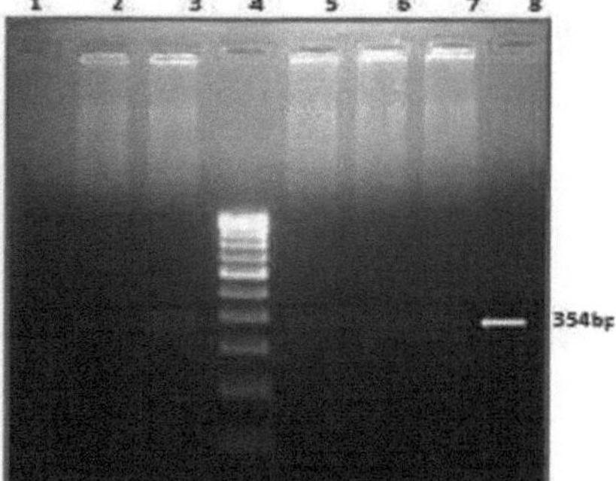

Figure 8b. TNF-α gene expression in mastitis associated with *S. aureus*

Lane 2, 3, 5, 6 & 7: 354 bp PCR Product
Lane 4: 100 bp DNA Ladder

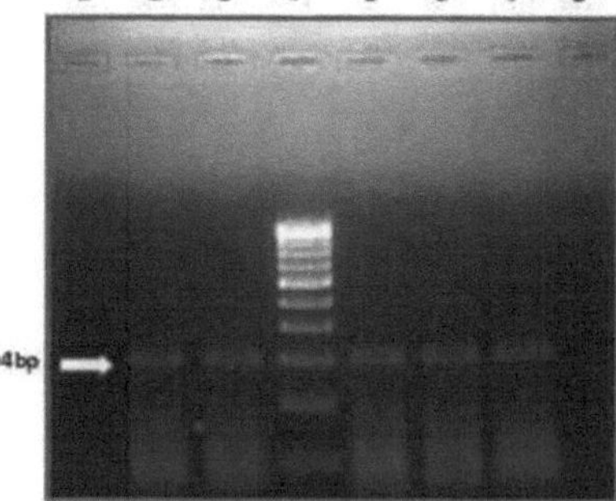

Figure 9a: IL-6 gene expression in mastitis associated with Coliforms

Lane 2, 3, 5, 6 & 7: 304 bp PCR Product
Lane 4: 100 bp DNA Ladder

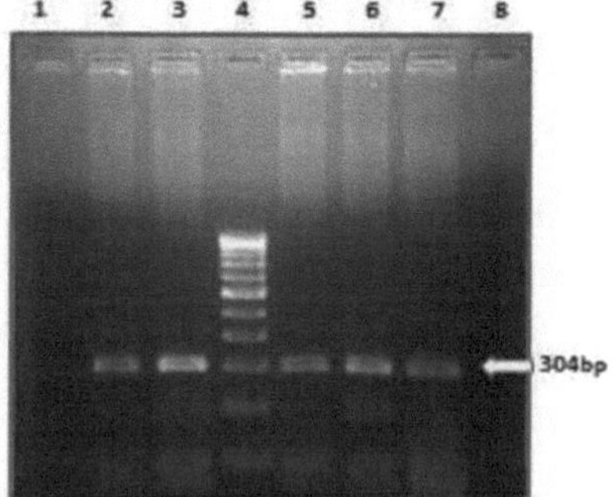

Figure 9b: IL-6 gene expression in mastitis associated with *S.aureus*

Lane 2, 3, 5, 6 & 7: 304 bp PCR Product
Lane 4: 100 bp DNA Ladder

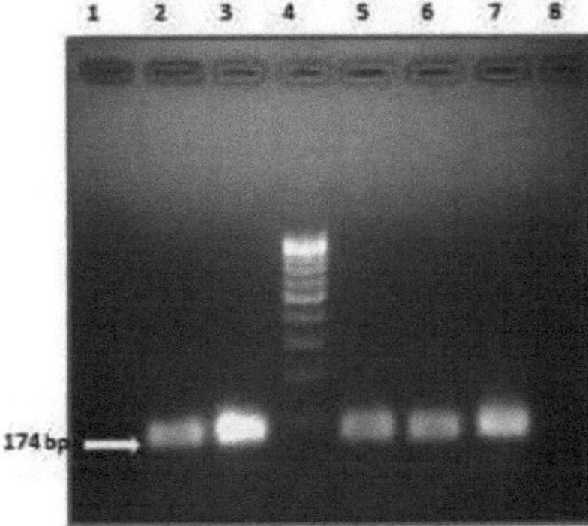

Figure 10a: Haptoglobin gene expression in mastitis associated with Coliforms

Lane 2, 3, 5, 6 & 7: 174 bp PCR Product
Lane 4: 100 bp DNA Ladder

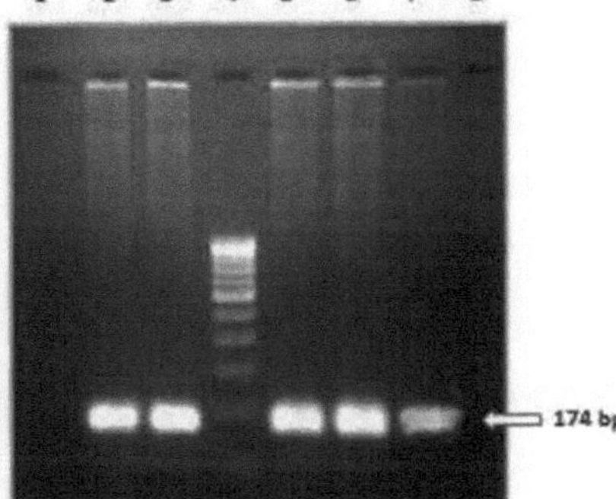

Figure 10b:Haptoglobin gene expression in mastitis associated with *S. aureus.*

Lane 2, 3, 5, 6 & 7: 174 bp PCR Product
Lane 4: 100 bp DNA Ladder

CAPÍTULO 5

DISCUSSÃO

A mastite subclínica é considerada o tipo de mastite mais importante do ponto de vista económico, devido aos efeitos a longo prazo na produção total de leite. Estima-se que as perdas de produção devidas à mastite subclínica custem à indústria leiteira mil milhões de dólares por ano. Os custos adicionais da mastite devem-se ao facto de não se receberem prémios de qualidade dos compradores de leite. São utilizados numerosos testes de diagnóstico para testar o leite. Alguns testes são utilizados para definir a qualidade do leite cru. Estes testes incluem a contagem de células somáticas (CCS) na cisterna, contagens bacterianas como a contagem padrão em placa (CCP) e testes para adulterantes como água ou antibióticos. Outros testes são utilizados para diagnóstico, para investigar problemas de qualidade do leite. Os testes de diagnóstico incluem valores individuais de CCS da vaca, o California Mastitis Test (CMT), a condutividade do leite e a microbiologia do leite. Testes como a suscetibilidade antimicrobiana são usados para orientar as decisões de tratamento. No entanto, há uma série de problemas associados ao diagnóstico de mastite subclínica em vacas leiteiras utilizando os testes acima referidos.

Em contrapartida, a resposta de fase aguda (APR) poderia constituir um meio de diagnóstico rápido, fiável e altamente sensível. A resposta de fase aguda (APR) é fundamental para a ação do sistema imunitário inato na sua resposta ao trauma, à inflamação e à infeção. As proteínas de fase aguda (APP) - haptoglobina (Hp), amiloide sérica A (SAA) e proteína de ligação ao lipopolissacárido (LBP) - foram sugeridas como marcadores inflamatórios adequados para a mastite bovina (Suojala et al., 2008). Nos bovinos, a Hp é considerada a APP mais proeminente libertada durante a inflamação, juntamente com a SAA, e pode ser utilizada como biomarcador de doença (Eckersall e Conner, 1988; Eckersall et al., 2001). A Hp é estimulada por citocinas pró-inflamatórias, como a IL-1, a IL-6 e o fator de necrose tumoral-α (TNF-α), libertadas por leucócitos activados no local da lesão tecidular (Moshage, 1997; Jensen e Whitehead, 1998). Estas citocinas orquestram a resposta primária às doenças infecciosas e à inflamação e estimulam uma vasta gama de reacções sistémicas. Assim, alterações subtis na rede de Hp e de citocinas da glândula mamária em doenças de mastite poderiam ajudar a detetar a infeção precoce e a monitorizar a eficácia do tratamento.

A mastite é causada tanto por bactérias gram positivas como gram negativas. A resposta do hospedeiro a estas infecções difere consideravelmente em termos de produção de citocinas. Certas citocinas induzem a produção de Hp (Nakagawa-Tosa et al., 1995). Assim, o presente estudo teve por objetivo compreender as respostas do hospedeiro às infecções de mastite em termos de expressão do gene Hp para bactérias gram positivas e gram negativas, a fim de validar o potencial de diagnóstico da expressão do gene da haptoglobina. Foi feito um esforço para identificar apenas os casos de mastite induzida por S. aureus e E. coli naturalmente infectados, não tendo sido incluídas neste estudo infecções mistas. Os resultados deste estudo são discutidos a seguir.

As citocinas podem ser produzidas por células somáticas e células epiteliais mamárias, sendo as células somáticas provavelmente as principais fontes de citocinas no leite (Lee et al., 2006). Por conseguinte, as células somáticas do leite foram utilizadas para o isolamento do ARN e para os estudos de expressão genética. O ARN extraído das células somáticas do leite foi submetido a RT-PCR para os genes TNF-α, IL-6 e Haptoglobina. A expressão do gene da actina foi utilizada como controlo positivo. Este gene foi expresso tanto na mastite por S. aureus como por coliformes.

Não se registou uma expressão significativa de TNF-a em ambos os casos de mastite. Griesbeck-Zilch et al. (2000) referiram que as citocinas TNF-α, IL-6 e IL-1 foram expressas a um nível significativamente mais elevado em S. aureus do que em células afectadas por E. coli. Em contraste, a expressão da citocina TNF-α foi regulada por S. *aureus* (Gunther et al., 2010). Noutro estudo, foi relatado que, nas glândulas desafiadas por E. coli, a expressão do ARNm de TNF-α foi elevada 8 horas após a infeção e regressou ao nível basal posteriormente (Lee et al., 2006).

A expressão do gene IL-6 foi observada em ambos os casos de mastite. Mas o nível de expressão foi significativamente mais elevado no caso do S. aureus do que no dos coliformes. No entanto, Gunther et al. (2010) referiram que os agentes patogénicos desencadearam e aumentaram rapidamente a expressão de IL-6 em ambos os tipos de mastite.

A diferença no perfil de expressão do gene da citocina encontrada neste estudo e a observação feita por outros investigadores pode dever-se à diferença no método experimental. No nosso estudo, a observação foi feita num caso de mastite naturalmente infetado, mas os estudos realizados por outros investigadores basearam-se sobretudo numa infeção intramamária induzida experimentalmente durante um curto período de tempo (Lee et al., 2006; Gunther et al., 2010) ou num estudo in vitro (Mohamed et al., 2005).

Além disso, isto também pode dever-se ao facto de alguns investigadores terem utilizado a medição do nível proteico das citocinas. Quando o nível proteico de IL-8 e TNF-α não é detectado no leite após o desafio com S. *aureus,* a expressão de ARNm de IL-8 e TNF-α foi observada na glândula mamária (Bannerman *et al.*, 2004). A discrepância entre o nível de ARNm e o nível de proteína destas citocinas inflamatórias foi também referida em vacas injectadas com toxinas α (Riollet *et al.*, 2000). No entanto, o perfil geral de expressão do gene da citocina é diferente para a mastite induzida por S. *aureus* e coliformes, o que está de acordo com estudos anteriores.

As provas acumuladas revelam que o sistema imunitário inato reconhece as bactérias gram positivas e gram negativas principalmente através dos TLR2 e TLR4, respetivamente (Takeuchi et al., 1999; Werling e Zarlenga, 2003; Yoshimura et al., 1999). A patogénese e os sintomas clínicos da mastite por E. coli são consideravelmente diferentes dos da mastite por S. aureus, o que torna distinta a natureza destes dois tipos de infeção intramamária. A ativação diferencial do sistema imunitário inato por vários factores de virulência pode desempenhar um papel no curso da infeção. O reconhecimento do LPS é mediado pelo CD14 da membrana, pela proteína de ligação ao LPS (LBP) e pelos receptores do tipo Toll (TLR) (principalmente TLR4), que iniciam a ativação dos leucócitos e a subsequente produção de citocinas (Chow et al., 1999; Martin, 2000). Além disso, o CD14 solúvel liga-se ao LPS e forma um complexo capaz de estimular as células epiteliais a produzir quimio-atractores, como a interleucina (IL)-8 (Wang et al., 2002). Está bem documentado que um componente da parede celular das bactérias gram-negativas, o lipopolissacárido (LPS), é o principal fator de virulência que provoca os sintomas clínicos associados às infecções por E. coli (Bannerman et al., 2003; Lee et al., 2003).

Em contraste, os factores de virulência das bactérias gram positivas que são reconhecidos pelo sistema imunitário inato e provocam a sua ativação estão menos bem caracterizados. Vários factores de virulência, incluindo peptidoglicano (PGN), ácido lipoteicóico (LTA) e toxinas, estão envolvidos na patogénese da mastite por S. aureus (Sutra e Poutrel, 1994). Foi demonstrado que tanto o PGN como o LTA activam células imunitárias, incluindo monócitos e macrófagos, para produzir citocinas inflamatórias (Schwandner et al., 1999; Gupta et al., 1996; Morath et al., 2002). A ativação de células imunitárias por estes componentes da parede celular de bactérias gram positivas parece ser dependente do TLR2, mas não do TLR4 (Yoshimura et al., 1999). Embora ambos os TLR conduzam a vias de sinalização semelhantes, incluindo a ativação de NF-kB. A indução das vias de transdução de sinal associadas aos TLR é melhor caracterizada pela ativação de NF-kB, que conduz à produção de um espetro de citocinas inflamatórias, incluindo IL-1, IL-6, IL-8 e TNF-α (Martin, 2000). No entanto, observa-se uma diferença notável na transcrição de citocinas em células dendríticas humanas estimuladas com agonistas de TLR2 ou TLR4 (Re e Strominger, 2001).

Foi demonstrado que o desafio intramamário com E. coli ou S. aureus provoca respostas imunes inatas diferenciadas em termos de sintomas clínicos e perfis de citocinas do leite a nível proteico (Riollet et al., 2000; Bannerman et al., 2004). Assim, o perfil de expressão de genes de citocinas observado neste estudo corrobora os estudos anteriores.

Além disso, verificou-se que o gene Hp foi altamente expresso no caso da mastite por S. aureus do que por coliformes. E. coli e S. aureus exerceram efeitos diferentes nos níveis de proteína Hp no sangue e no leite (Gronlund et al., 2003). A produção de APP do tipo 1 é induzida pela interleucina (IL)-1 e pelo fator de necrose tumoral alfa (TNF-α), enquanto a síntese de APP do tipo 2 é induzida pela IL-6 (Baumann e Gauldie, 1994). Pensa-se que a IL-6 é o estimulador primário da maioria dos genes da APP, mas há provas de que a IL-1 e o TNF-α podem amplificar os efeitos da IL-6 (Heinrich et al., 1990). Nos bovinos, a IL-6 pode ser estabelecida como o principal regulador da produção de Hp nos hepatócitos (Yoshioka et al., 2002); por conseguinte, pode ser classificada como APP de tipo 2 nesta espécie. Assim, pode concluir-se que a expressão do ARNm do Hp observada no caso da mastite por S. aureus e E. coli pode estar correlacionada com a expressão de IL-6 observada em ambos os casos de mastite. Ao mesmo tempo, o nível de expressão de Hp foi maior no caso da mastite induzida por S. aureus, o que pode dever-se ao aumento do nível de expressão de IL-6 observado no caso da mastite induzida por S. aureus.

Embora o perfil de expressão do gene da citocina fosse diferente entre a mastite por S. aureus e por coliformes, a expressão do gene Hp foi observada em ambos os casos de mastite subclínica. Em estudos anteriores, foi registado por nós um aumento da expressão do ARNm do Hp juntamente com o aumento do grau de mastite subclínica (Indu Upadayay, 2011). Assim, pode concluir-se que a expressão do ARNm do gene Hp pode ser utilizada como marcador de diagnóstico para a forma subclínica de mastite. Além disso, observou-se que nem todas as amostras que foram positivas por CMT foram positivas por cultura bacteriana. Isto indica claramente que o aumento do nível de células somáticas no leite não se deveu apenas a infecções, podendo também dever-se a outros factores, como o estádio de lactação, a idade dos animais, etc., o que corrobora as conclusões anteriores.

CAPÍTULO 6

RESUMO E CONCLUSÃO

A mastite subclínica é o tipo de mastite mais importante do ponto de vista económico, porque o diagnóstico da forma subclínica pode ser mais difícil e requer ensaios laboratoriais. Não há sinais clínicos da doença, mas o crescimento, o desempenho reprodutivo e a produção de leite do animal são afectados. São utilizados numerosos testes de diagnóstico para analisar o leite, mas o número de problemas está associado exclusivamente ao diagnóstico da mastite subclínica em vacas leiteiras.

A resposta de fase aguda (APR) poderia constituir um meio de diagnóstico rápido, fiável e altamente sensível. A resposta de fase aguda (APR) é fundamental para a ação do sistema imunitário inato na sua resposta ao trauma, à inflamação e à infeção. As proteínas de fase aguda (PFA) - Haptoglobina (Hp), SAA e proteína de ligação ao lipopolissacárido (LBP) - foram sugeridas como marcadores inflamatórios adequados para a mastite bovina. Nos bovinos, a Hp é considerada a APP mais importante libertada durante a inflamação, juntamente com a SAA, e pode ser utilizada como um biomarcador da doença. A Hp é estimulada por citocinas pró-inflamatórias, como a IL-1, a IL-6 e o fator de necrose tumoral-α (TNF-α), libertadas por leucócitos activados no local da lesão tecidular.

A mastite é causada tanto por bactérias gram positivas como gram negativas. A resposta do hospedeiro a estas infecções difere consideravelmente em termos de produção de citocinas. A produção de Hp depende de determinadas citocinas. Por conseguinte, o presente estudo teve como objetivo compreender as respostas do hospedeiro às infecções de mastite em termos de expressão de Hp para bactérias gram positivas e gram negativas, a fim de validar o seu potencial de diagnóstico.

Foram colhidas 95 amostras de leite de todos os quartos das vacas e testadas para o California Mastitis Test. 80 foram consideradas positivas para a mastite subclínica, das quais 32 foram positivas por cultura e as restantes foram negativas. O organismo positivo da cultura foi colhido e corado com gram. Com base na morfologia, as bactérias isoladas foram diferenciadas em Staphylococcus spp. gram-positivos e coliformes gram-negativos. Em seguida, o Staphylococcus spp. gram positivo foi testado quanto à atividade da catalase e da oxidase. As bactérias que se revelaram positivas para a catalase e negativas para a atividade da oxidase foram consideradas Staphylococcus spp. Das 32 amostras de leite, 22 revelaram-se positivas para Staphylococcus spp. As espécies de bactérias Staphylococcus foram posteriormente confirmadas por PCR utilizando um iniciador específico do género (16s rRNA). O ADN de Staphylococcus spp. confirmado por PCR foi ainda sujeito a PCR utilizando um iniciador específico para o gene nuc de S. aureus. Das 22 amostras de Staphyloccous spp. 18 foram positivas para S. aureus. As restantes 10 amostras de um total de 32 amostras foram positivas para coliformes. Das 10 amostras, quatro eram positivas para E. coli, cinco eram positivas para Klebesilla spp. e uma era positiva para Citrobactor spp. A presença de E. coli foi confirmada por PCR utilizando um iniciador padrão para o gene Alr de E. coli.

O ARN total foi isolado de células somáticas obtidas de amostras de leite com CMT e cultura positiva (10 amostras positivas para S. aureus e 10 amostras positivas para coliformes). O ARN foi submetido a RT-PCR para determinar a expressão dos genes TNF-α, IL-6 e Haptoglobina. A expressão do gene da actina foi utilizada como controlo positivo. O gene da actina foi expresso tanto na mastite por S. aureus como por coliformes.

Não se registou uma expressão significativa de TNF-α em ambos os casos de mastite. A expressão do gene IL-6 foi observada em ambos os casos de mastite. Mas o nível de expressão foi significativamente mais elevado no caso do S. aureus do que no dos coliformes. A expressão do gene Hp foi detectada em ambos os casos de mastite, mas o nível de expressão foi mais elevado no caso da mastite induzida por S. aureus do que no caso da mastite por coliformes.

A diferença na expressão de citocinas em S. aureus e coliformes deve-se à diferença no fator de virulência das bactérias gram positivas e gram negativas. O componente da parede celular das bactérias gram negativas, o lipopolissacárido (LPS), é o principal fator de virulência que provoca os sintomas clínicos associados às infecções por E. coli. O reconhecimento do LPS é mediado pelo CD14 da membrana, pela proteína de ligação ao LPS (LBP) e pelos receptores do tipo Toll (TLR) (principalmente TLR4), que iniciam a ativação dos leucócitos e a subsequente produção de citocinas.

Em contrapartida, os factores de virulência das bactérias gram positivas, incluindo o peptidoglicano (PGN), o ácido lipoteicóico (LTA) e as toxinas, estão envolvidos na patogénese da mastite por S. aureus. A ativação de células imunitárias por estes componentes da parede celular de bactérias gram positivas parece ser feita por TLR2, mas não por TLR4. Observa-se uma diferença notável na transcrição de citocinas em células dendríticas humanas estimuladas com agonistas de TLR2 ou TLR4. Este facto pode ser atribuído à diferença no perfil de expressão genética das citocinas observada neste estudo.

A IL-6 desempenha um papel importante na expressão do gene Hp. No presente estudo, a expressão de IL-6 foi observada em ambos os casos de mastite, o que pode ter induzido a expressão do gene Hp. No entanto, o nível de expressão é maior no caso da mastite induzida por S. aureus, o que pode dever-se ao elevado nível de expressão de IL-6 registado no caso da mastite por S. aureus.

Um aumento na expressão do gene Hp com o aumento do grau de mastite subclínica foi relatado anteriormente com base nos estudos anteriores do nosso laboratório. No presente estudo, a expressão do gene Hp foi registada em ambos os casos de mastite (induzida por S. aureus e coliformes), apesar da diferença no perfil de expressão do gene da citocina. Por conseguinte, pode concluir-se que a expressão do gene Hp pode ser utilizada como marcador de diagnóstico para a forma subclínica de mastite. Também se observou que algumas das amostras positivas para CMT não eram positivas para cultura bacteriana, o que apoia o facto de as células somáticas no leite poderem ter sido aumentadas por outros meios que não a infeção.

CAPÍTULO 7

BIBLIOGRAFIA

Alava MA; Gonzalez-Ramon N; Heegaard P; Guzylack S; Toussaint MJM; Lipperheide C; Madec F; Gruys E; Eckersall PD e Lampreave F (1997). Pig-MAP, proteínas de fase aguda de suínos e normalização de ensaios na Europa, Comp. Haematol. Internat., 7: 208-213.

Alexander JW; MacMillan BG; Stinnnett JD; Ogle C; Bozian RC; Fischer JE; Oakes JB; Morris MJ e Krummel R (1980). Efeitos benéficos da alimentação proteica agressiva em crianças gravemente queimadas, Ann. Surg., 192: 505-517.

Alsemgeest SPM (1994). Concentrações sanguíneas de proteínas de fase aguda em bovinos como marcadores de doença. Tese de doutoramento, Universidade de Utrecht, Utrecht, Países Baixos, ISBN: 90-3-0573-0.

Alsemgeest SPM (1994). Concentrações sanguíneas de proteínas de fase aguda em bovinos como marcador de doença, Vet. Q., 16: 132.

Alsemgeest SPM; Lambooy IE; Wierenga HK; Dieleman SJ; Meerkerk B; Van Ederen AM; Niewold TA (1995). Influence of physical stress on the plasma concentration of serum amyloid A (SAA) and haptoglobin in calves, Vet. Q., 17: 9-12.

Alsemgeest SPM; Kalsbeek HC; Wensing T; Koeman JP; van Ederen AM e Gruys E (1994). Concentrações de amiloide-A sérica (SAA) e haptoglobina (Hp) como parâmetros de doenças inflamatórias em bovinos, Vet. Q., 16: 21-23.

Alsemgeest SPM; Taverne MAM; Boosman R; van der Weyden GC e Gruys E (1993). Peripartum acute-phase protein serum amyloid-A concentration, in plasma of cows and foetuses, Am. J. Vet. Res., 54: 164-167.

Arguelles S; Venero JL; Garcia-Rodriguez S; Tomas-Camardiel M; Ayala A; Cano J e Machado A (2009). Use of haptoglobin and transthyretin as potential biomarkers for the preclinical diagnosis of Parkinson's disease, Neurochemistry International, 57: 227-234.

Arredouani MS; Kasran A; Vanoirbeek JA; Berger FG; Baumann H e Ceuppens JL (2005). Haptoglobin dampens endotoxin-induced inflammatory effects both in vitro and in vivo, Immunology, 114: 263-271.

Baeten JM; Richardson BA; Bankson DD; Wener MH; Kreiss JK; Lavreys L; Mandaliya K; Bwayo JJ e McClelland RS (2004). Use of serum retinol-binding protein for prediction of vitamin A deficiency: effects of HIV-1 infection, protein malnutrition, and the acute phase response, Am. J. Clin. Nutr., 79: 218-225.

Baird SC; Carman J e Dinsmore RP (1999). Deteção e identificação de Mycoplasma em infecções de mastite bovina utilizando uma reação em cadeia da polimerase aninhada, J. Vet. Diagn. Invest., 11: 432-435.

Bannerman DD; Paape MJ; Hare WR e Sohn EJ (2003). Increased levels of LPS- binding protein in bovine blood and milk following bacterial lipopolysaccharide challenge, J. Dairy Sci., 86: 3128-3137.

Bannerman DD; Paape MJ; Lee JW; Zhao X; Hope JC e Rainard P (2004). Escherichia coli e Staphylococcus aureus elicitam diferentes respostas imunes inatas após infeção intramamária, Clin. Diagn. Lab. Immunol, 11: 463472.

Barber MR e Yang TJ (1998). Chemotactic activities in nonmastitic and mastitic mammary secretions:

presence of interleukin-8 in mastitic but not nonmastitic secretions, Clin. Diagn. Lab. Immunol., 5: 82-86.

Barkema HW; Schukken YH; Lam TJ; Beiboer ML; Wilmink H; Benedictus G e Brand A (1998). Incidence of clinical mastitis in dairy herds grouped in three categories by bulk milk somatic cell counts, J. Dairy Sci., 81: 411-419

Barratt K; Leslie K e Bashiri A (2003). Uma avaliação do Porta SCCTM para determinar o estado de saúde do úbere em vacas leiteiras no momento da secagem. Actas NMC 42nd reunião anual. pp.280-281.

Baseler MW e Burrell R (1983). Purification of haptoglobin and its effects on lymphocyte and alveolar macrophage responses, Inflammation, 7: 387-400.

Baumann H e Gauldie J (1994). A resposta de fase aguda, Immunol. Today, 15: 7480.

Baybutt HN e Holsboer F (1990). Inhibition of macrophage differentiation and function by cortisol, Endocrinology, 127: 476-480.

Berry EA e Hillerton JE (2002). The effect of selective dry cow treatment on new intrammary infections, J. Dairy Sci., 85: 1, 112-121.

Bhuvana (2008). Efeito das ilhas CpG do ADN isolado de Staphyloccocus aureus na expressão de genes de citocinas, (tese de mestrado).

Blackburn WD (1994). Validade das proteínas de fase aguda como marcadores da atividade da doença, J. Rheumatol., 21(Suppl 42): 9-13

Bottero MT; Dalmasso A e Soglia D (2004). Development of a multiplex PCR assay for the identification of pathogenic genes of Escherichia coli in milk and milk products, Molecular and Cellular Probes, 18: 283-288.

Bowman BH (Ed) (1993). Hepatic plasma proteins, Academic Press, San Diego, pp. 159-167.

Brakstad OG; Aasbakk K e Maeland JA (1992). Detection of S. aureus by PCR reaction amplification of the nuc gene, J. Clin. microbio., 7: 1654-1660.

Bremner KC (1964). Studies on haptoglobin and haemopexin in the plasma of cattle, Aust. J. Exper. Biol. Med. Sci., 42: 643-656.

Chow JC; Young DW; Golenbock DT; Christ WJ e Gusovsky F (1999). Toll-like recetor-4 mediates lipopolysaccharide-induced signal transduction, J. Biol. Chem. 274: 10689-10692.

Cid MC; Grant DS; Hoffman GS; Auerbach R; Fauci AS e Kleinman HK (1993). Identificação da haptoglobina como fator angiogénico em soros de doentes com vasculite sistémica, J. Clin. Invest., 91: 977-985.

Conner JG and Eckersall PD (1988).Bovine acute phase response following turpentine injection, Res. Vet. Sci., 44: 82-88.

Cooray R; Waller KP e Venge P (2007). A haptoglobina compreende cerca de 10% da proteína granular extraída de granulócitos bovinos isolados de bovinos saudáveis, Vet. Immunol. Immuno. Pathol, 119: 310-5.

Daley JM; Williams TJ; Coyle PA; Fruda G; Dougherty R e Hayes PW (1993). Prevention and treatment of

Staphylococcus aureus infections with recombinant cytokines (Prevenção e tratamento de infecções por Staphylococcus aureus com citocinas recombinantes). Cytokine, 5: 276-284.

Daly P; Collier T e Doyle S (2002). PCR-ELISA detection of Escherichia coli in milk, Letters in Applied Microbiology, 34: 222-226.

Dhumka VK e Srivastava AK (2003). Pharmacology of antibiotics used in the treatment of mastitis: An overview. Actas de 4th mesa redonda sobre mastites, IVRI, Izatnagar, pp.97-111.

Dinarello CA (1983). Patogénese da febre durante a hemodiálise, Contr. Nephrol, 36: 90-99.

Dinarello CA (1989). Interleukin-1 and its biologically related cytokines, Adv. Immunol, 44: 153-205.

Dobryszycka W (1997). Biological functions of haptoglobin - new pieces to an old puzzle, Eur. J. Clin. Chem. Clin. Biochem., 35: 647-654.

Dowton SB e Colten HR (1988). Acute phase reactants in inflammation and infection, Sem. Hematol., 25: 84-90.

Earley B e Crowe MA (2002). Effects of ketoprofen alone or in combination with local anesthesia during the castration of bull calves on plasma cortisol, immunological and inflammatory responses, J. Anim. Sci., 80: 1044-1052.

Eaton JW e Brandt P; Mahoney JR e Lee JT (1982). Haptoglobin, a natural bacteriostat. Science, 215: 691-693.

Eckersall PD e Conner JG (1988). Bovine and canine acute phase proteins, Vet. Res. Commun., 12: 169-178.

Eckersall PD; Gow JW; McComb C; Bradley B; Rodgers J; Murray M e Kennedy PGE (2001). Cytokines and the acute phase response in post-treatment reactive encephalopathy of Trypanosoma brocei brucei infected mice, Parasitol. Int., 50: 1526.

Eckersall PD; Young FJ; McComb C; Hogarth CJ; Safi S; Weber A; McDonald T; Nolan AM e Fitzpatrick JL (2001). Acute phase proteins in serum and milk from dairy cows with clinical mastitis (Proteínas de fase aguda no soro e no leite de vacas leiteiras com mastite clínica), Vet. Rec., 148: 35-41.

Eckersall PD; Young FJ; Nolan AM; Knight CH; McComb C; Waterston MM; Hogarth CJ; Scott EM e Fitzpatrick JL (2006). Acute phase proteins in bovine milk in an experimental model of Staphylococcus aureus subclinical mastitis, J Dairy Sci., 89: 1488-501.

El Beitune P; Duarte G; de Morais EN; Quintana SM e Vannucchi H (2003). Deficiência de vitamina A e associações clínicas: uma revisão. Arq. Latinoam. Nutr., 53: 355363.

Erskine RJ; Bartlett PC; Tavernier SR; Fowler LH; Walker RD; Seguin JH e Shuster D (1998). Interleucina-2 bovina recombinante e terapia da vaca seca: Efficacy to cure and prevent intrammary infections, safety, and effect on gestation, J. Dairy Sci., 81: 107-115.

Fagoonee S; Gburek J; Hirsch E; Marro S; Moestrup SK; Laurberg JM; Christensen EI; Silengo L; Altruda F e Tolosano E (2005). A proteína plasmática haptoglobina modula a carga renal de ferro, Am. J. Pathol, 166: 973-983.

Feldman BF; Zinkl JG e Jain NC (2000). Schalms Veterinary Hematology, 5th edn, Lippincott Williams, Wilkins, NewYork, EUA, pp.891-896.

Fisher AD; Knight TW; Cosgrove GP; Death AF; Anderson CB; Duganzich DM e Matthews LR (2001). Effects of surgical or banding castration on stress responses and behavior of bulls, Aust. Vet. J., 79: 279-284.

Fraser IH e Smith DB (1971). Studies on porcine haptoglobin and its complex with human haemoglobin, Can. J. Biochem, 49: 141-147.

Friedrichs WE; Navarijo-Ashbaugh AL; Bowman BH e Yang F (1995). Expressão e regulação inflamatória do gene da haptoglobina em adipócitos, Biochem. Biophys. Res. Commun., 209: 250-256.

Gabay C e Kushner I (1999). Acute-phase proteins and other systemic responses to inflammation (Proteínas de fase aguda e outras respostas sistémicas à inflamação), N. Engl. J. Med., 340: 448-454.

Ganheim C; Hulten C; Carlsson U; Kindahl H; Niskanen R; Waller KP (2003). The acute phase response in calves experimentally infected with bovine viral diarrhoea virus and/or Manheimia haemolytica, J. Vet. Med. Ser., 50: 183-190.

Goff JP e Stabel JR (1990). Diminuição da concentração plasmática de retinol, a-tocoferol e zinco durante o período periparto: efeito da febre do leite, J. Dairy Sci.,73: 3195-3199

Gordon AH e Koy A (1985).The acute phase response to injury and infection.The roles of interleukin-1 and other mediators. Elsevier, Amesterdão, ISBN: 044480648-2.

Green MJ; Green LE; Bradley AJ; Burton PR; Schukken YH e Medley GF (2005). Prevalência e associações entre isolados bacterianos de glândulas mamárias secas de vacas leiteiras, Vet. Rec., 156(3): 71-77.

Griesbeck-Zilch B; Meyer HHD; Kuhn Ch; Schwerin M e Wellnitz O (2008). Staphylococcus aureus e Escherichia coli causam perfis de expressão divergentes de citocinas e ácido ribonucleico mensageiro da lactoferrina em células epiteliais mamárias, J. Dairy Sci., 91: 2215-2.

Gronlund U; Hallen Sandgren C e Persson Waller K (2005). Haptoglobin and serum amyloid A in milk from dairy cows with chronic sub-clinical mastitis, Vet Res., 36: 191-198.

Gronlund U; Hulten C; Eckersall PD; Hogarth C e Waller KP (2003). Haptoglobin and serum amyloid A in milk and serum during acute and chronic experimentally induced Staphylococcus aureus mastitis, J. Dairy. Res., 70: 379-386.

Gruys E; Obwolo MJ e Toussaint MJM (1994). Significado diagnóstico das principais proteínas de fase aguda na química clínica veterinária: uma revisão. Vet. Bull., 64: 10091018.

Gruys E; Touissant MJM; Landman WJM; Tivapasi M; Chamanza R e van Veen L (1999). A infeção, a inflamação e o stress inibem o crescimento. Mechanisms and nonspecific assessment of the process by acute phase proteins, In: Production disease in farm animals, Wensing T. (Ed), 2, Wageningen Press, The Netherlands. pp.72-87.

Gunther J; Esch K; Poschadel N; Petzl W; Zerbe H; Mitterhuemer S; Blum H e Seyfert S (2010). Comparative kinetics of Escherichia coli and Staphylococcus aureus specific activation of key immune pathways in mammary epithelial cells demonstrates that S. aureus elicits a delayed response dominated by interleukin-6 (IL-6) but Not by IL-1A or tumor necrosis fator alpha, Infection and Immunity, 79: 695-707.

Gupta D; Kirkland TN; Viriyakosol S e Dziarski R (1996). CD14 é um recetor de ativação celular para peptidoglicano bacteriano, J. Biol. Chem., 271: 23310-23316.

Hallquist NA e Klasing KC (1994). Níveis de serotransferrina, ovotransferrina e metalotioneína durante uma resposta imune em galinhas, Comp. Biochem. Physiol. Biochem. Mol. Biol., 108: 375-384.

Hassan AA; Khan IU e Abdulmawjood A (2001). Avaliação dos métodos de PCR para a identificação e diferenciação rápidas de Streptococcus uberis e Streptococcus parauberis, J. Cli. Micro., 39: 1618-1621.

Heeegaard PMH; Godson DL; Toussaint MJM; Larsen LE e Viuff B (2000). The acute phase response of haptoglobin and SAA in cattle undergoing experimental infection with bovine respiratory syncytial virus, Vet. Immunol. Immunopathol., 77: 151-159.

Heinrich PC; Behrmann I; Muller-Newen G; Schaper F e Graeve L (1998). Sinalização de citocinas do tipo interleucina-6 através da via gp130/Jak/STAT, Biochem. J., 334: 297-314.

Heinrich PC; Castell JV e Andus T (1990). Interleukin-6 and the acute phase response, Biochem J., 265: 621-636.

Helling RB; Goodman HM e Boyer HW (1974). Analysis of endonuclease R-EcoRI fragments of DNA from lamboid bacteriophages and other viruses by agarose gel electrophoresis, J. Virol., 14: 1235-1244.

Herrler A; Krusche CA; Muller-Schottle F e Beier HM (2004). Haptoglobin expression and release by rabbit oviduct and endometrium, its localization in blastocyst extra-embryonic matrix and fluid during preimplantation time, Hum. Reprod., 19: 2730-2737.

Hirvonen J; Eklund K; Teppo AM; Huszenicza G; Kulcsar M; Saloniemi H e Pyorala S (1999). Acute phase response in dairy cows with experimentally induced Escherichia coli mastitis, Ata Vet. Scand., 40: 35-46.

Hiss S; Knura-Deszczka S; Regula G; Hennies M; Gymnich S; Petersen B e Sauerwein H (2003). Development of an enzyme immuno assay for the determination of porcine haptoglobin in various body fluids: testing the significance of meat juice measurements for quality monitoring programs, Vet. Immunol. Immunopathol., 96: 73-82.

Hiss S; Mielenz M; Bruckmaier RM e Sauerwein H (2004). Haptoglobin concentrations in blood and milk after endotoxin challenge and quantification of mammary Hp mRNA expression, J. Dairy Sci., 87: 3778-3784.

Hiss S; Muller U; Neu-Zahren A e Sauerwein H (2005). Das Akute-Phase-Protein Haptoglobin in der Diagnose der subklinischen Mastitis. Milchkonferenz, Deutsche *Gesellschaftfur Milchwissenschaften, Kiel, Alemanha.*

Hofner MC; Fosbery MW; Eckersall PD e Donaldson AI (1994). Haptoglobin response of cattle infected with foot-and-mouth disease virus, *Res. Vet. Sci.*, 57: 125-128.

Hofner MC; Fosbery MW; Eckersall PD e Donaldson AI (1994). Haptoglobin response of cattle infected with foot-and-mouth disease virus, *Res. Vet. Sci.*, 57: 125-138.

Hogan JS; Smith KL; Todhunter DA e Schoenberger PS (1988). Rate of environmental mastitis in quarters infected with Corynebacterium bovis and Staphylococcus species, J. Dairy Sci., 71: 2520-2525.

Horadagoda A; Eckersall PD; Hodgson JC; Gibbs HA; Moon GM (1994). Immediate response in serum TNF alpha and acute phase protein concentration to infection with Pasteurella haemolytica A1 in calves, Res. Vet. Sci., 57: 129-132.

Horadagoda NU; Knox KMG; Gibbs HA; Reid SWJ; Horagoda A; Edwards SER e Eckersall PD (1999). Acute phase proteins in cattle: discrimination between acute and chronic inflammation, Vet. Rec., 144: 437-441.

Hulten C e Demmers S (2002). Serum amyloid A (SAA) as an aid in the management of infectious disease in the foal: comparison with total leucocyte count, neutrophil count and fibrinogen, Equine Vet. J., 34: 693-698.

Indu Upadayay (2011). Um estudo da expressão do gene da haptoglobina em mastites bovinos, (tese de mestrado)

Ingenbleek M e Young V (1994).Transthyretin (prealbumin) in health and disease: nutritional implications, Ann. Rev. Nutr., 14: 495-533.

Ingenbleek Y e Carpentier YA (1985). A prognostic inflammatory and nutritional index scoring critically ill patients, Int. J. Vit. Nutrit. Res., 55: 91-101.

Jensen LE e Whitehead AS (1998). Regulation of serum amyloid A protein expression during the acute-phase response, Biochem. J., 334: 489-503.

Kalmovarin N; Friedrichs WE; O'Brien HV; Linehan LA; Bowman BH e Yang F (1991). Extrahepatic expression of plasma protein genes during inflammation, Inflammation, 15: 369-379.

Katnik I e Dobryszycka W (1990). Enzyme immunoassay to measure low levels of haptoglobin in biological fluids, J. Immunoassay, 11: 503-517.

Kauf AC; Vinyard BT e Bannerman DD (2007). Effect of intrammary infusion of bacterial lipopolysaccharide on experimentally induced Staphylococcus aureus intrammary infection, Res. Vet. Sci., 82: 39-46.

Kim H e Baumann H (1997). A região carboxil-terminal do STAT3 controla a indução genética pelo promotor da haptoglobina do rato, J Biol. Chem., 272: 14571-14579.

Kimura M; Toth LA; Agostini H; Cady AB; Majde JA e Krueger JM (1995). Comparison of acute phase responses induced in rabbits by lipopolysaccharide and double-stranded RNA, Am. J. Physiol. Reg. Int. Comp. Physiol., 36: 1596-1605.

Knolle P; Lohr H; Treichel U; Dienes HP; Lohse A; Schlaack J e Gerken G (1995). Células parenquimatosas e não parenquimatosas do fígado e sua interação na resposta imunitária local, Zeitschr Gastroenterol, 33: 613-620.

Koskinen MT; Holopainen J e Salmikivi L (2008). Analytical detection limit of the Pathoproof mastitis PCR assay using two different experimental approaches, Proceedings Mastitis Control, The Hague, The Netherlands. pp.183-189.

Kraft R; Ruch C; Burkhardt AH e Cottier H (1992). Pathogenetic principles in the development of gut-derived infectious-toxic shock (GITS) and multiple organ failure, Cur. Stud. Haematol. Blood Transfus, 59: 204-240.

Kristiansen M; Graversen JH; Jacobsen C; Sonne O; Hoffman HJ; Law SK e Moestrup SK (2001). Identification of the haemoglobin scavenger recetor, Nature, 409: 198-201.

Kushner I; Gewurz H e Benson MD (1981). C-reactive protein and the acute-phase response, J. Lab. Clin. Med., 97: 739-749.

Lai IH; Tsao JH; Lu YP; Lee JW; Zhao X; Chien FL e Mao. SJ (2009). Neutrófilos como uma das principais fontes de haptoglobina no leite afetado pela mastite, Vet. Res., 40: 17.

Langhans W (1996). Produtos bacterianos e o controlo do comportamento ingestivo, implicações clínicas. Nutrição, 12: 303-315.

Langlois MR e Delanghe JR (1996). Biological and clinical significance of haptoglobin polymorphism in humans, Clin. Chem., 42: 1589-1600.

Lannergard A; Larsson A; Kragsbjerg P e Friman G (2003). Correlações entre a proteína amiloide A sérica e a proteína C-reactiva em doenças infecciosas, Scand. J. Clin., 63: 267-72.

Lavery K; Gabler C; Day J e Killian G (2004). Expressão do mRNA da haptoglobina no fígado e no oviduto durante o ciclo estral de vacas (Bostaurus), Anim. Reprod. Sci., 84: 13-26.

Le J e Vilcek J (1989). Interleukin 6: a multifunctional cytokine regulating immune reactions and the acute phase protein response, Lab. Invest., 61: 588-602.

Ledue TB; Rifai N (2003). Fontes pré-analíticas e analíticas de variações na medição da proteína C-reactiva: Implications for cardiovascular disease risk assessment, Clin.Chem., 49: 1258-1271.

Lee JW; Paape MJ; Elsasser TH e Zhao X (2003). Recombinant soluble CD14 reduces severity of intramammary infection by Escherichia coli, Infect. Immun., 71: 40344039.

Lee JW; Douglas D; Bannerman; Max J; Paape; Huang MK e Zhao X (2006). Caracterização da expressão de citocinas em células somáticas do leite durante infecções intramamárias com *Escherichia coli* ou *Staphylococcus aureus* por PCR em tempo real, Vet. *Res.*, 37: 219-229.

Lee SU; Quesnell M e Fox LK (1998). Characterisation of staphylococcal bovine mastitis isolates using the polymerase chain reaction, J. Food Protec., 61, 13841386.

Li P; Gao XH; Chen HD; Zhang Y; Wang Y; Wang H e Xie Y (2005). Localização da haptoglobina na pele humana normal e em algumas doenças de pele, Int. J. Dermatol, 44: 280-284.

Lipperheide C; Gothe C; Petersen B e Sommer H (1997). Nephelometric assay of haptoglobin in blood plasma from cattle, pigs, horses, Tierarztl.Umsch., 52: 420426.

Loyer P; Iiyin G; Razzak ZA; Banchereau J; Dezier JF; Campion JP; Guguenguillouzo C e Guillouzo A (1993). Interleukin-4 inhibits the production of some acute-phase proteins by human hepatocytes in primary culture, FEBS Letters, 336: 215-220.

Mackiewicz A (1997). Proteínas de fase aguda e células transformadas, Int. Rev. Cytol, 170: 225-300.

Marinkovic S e Baumann H (1990). Structure, hormonal regulation, and identification of the interleukin-6- and dexamethasone-responsive element of the rat haptoglobin gene, Mol. Cell. Biol., 10: 1573-1583.

Martin TR (2000). Recognition of bacterial endotoxin in the lungs, Am. J. Respir. Cell Mol. Biol., 23: 128-132.

Mccarthy PL; Frank AL; Ablow RC; Masters SJ; Dolan TF (1978). Value of C-reactive protein test in the differentiation of bacterial and viral pneumonia, J. Pediatr., 92: 454-456.

McGuire W; Alessandro UD; Olaleye BO; Thomson MC; Langerock P; Greenwood BM e Kwiatkowski D

(1996). C-reactive protein and haptoglobin in the evaluation of a community-based malaria control programme, Transact. Royal Soc. Soc. T. Med. Hyg., 90: 10-14.

Miller LL; Bly CG; Watson ML e Bale WF (1951). Um estudo direto do fígado isolado de rato pré-fundido com a ajuda de lisina-C, J. Exp. Med., 94: 431-453.

Miller RH; Paape MJ e Acton JC (1986). Comparação da contagem de células somáticas do leite por contadores coulter e fossomáticos. J. Dairy Sci., 69: 1942-1946

Miller YI; Altamentova SM e Shaklai N (1997). Oxidation of low-density lipoprotein by hemoglobin stems from a heme-initiated globin radical: antioxidant role of haptoglobin, Biochemistry, 36: 12189-12198.

Mohamed S Arredouani; Ahmad Kasran; Jeroen A Vanoirbeek; Frank G Berger; Heinz Baumann e Jan L Ceuppens (2005). Haptoglobin dampens endotoxin-induced inflammatory effects both in vitro and in vivo. Immunology, 114: 263-71.

Molenaar AJ; Rajan G; Pearson M; Miles M; Petrova R; Davis S e Stelwagen K (2002). Um homólogo da proteína amiloide do soro é expresso pela glândula mamária num padrão semelhante ao da lactoferrina. Counotte, Toussaint GHM; van Ederen MJM e Gruys AE (Eds.), Food safety and acute phase proteins, Department of Pathology, Faculty of Veterinary Medicine, Utrecht, p.42.

Monshouwer M; Witkamp RF; Nijmeijer SM; van Leengoed LAMG; Vernooy HCM; Verheyden JHM e Van Miert ASJPAM (1996a). A resposta de fase aguda induzida por lipopolissacarídeos no porco está associada a uma diminuição do metabolismo hepático de medicamentos mediado pelo citocromo P450, J. Vet. Pharmacol. Therap., 19: 382-388.

Monshouwer M; Witkam RF; Nijmeijer SM; van Amsterdam JG e van Miert ASJPAM (1996b). Suppression of cytochrome P450- and UDP glucuronosyltransferase -dependent enzyme activities by proinflammatory cytokines and possible nitric oxide in primary cultures of pig hepatocytes, Toxicol. Appl. Pharmacol, 137: 237-244.

Morath S; Stadelmaier A; Geyer A; Schmidt RR e Hartung T (2002). Synthetic lipoteichoicacid from Staphylococcus aureus is a potent stimulus of cytokine release, J. Exp. Med., 195: 1635-1640.

Morlese JF; Forrester T e Jahoor F (1998). Acute-phase protein response to infection in severe malnutrition, Am. J. Physiol. Endocrinol. Metabol., 38: 112-117.

Moshage H (1997). Cytokines and the hepatic acute phase response. J. Pathol, 181: 257-266.

Murtaugh MP; Baarsch MJ; Zhou Y; Scamurra RW e Lin G (1996). Inflammatory cytokines in animal health and disease, Vet. Immunol. Immunopathol., 54: 45-55.

Nakagawa-tosa N; Morimatsu M; KawasakiM; Nakatsuji H; Syuto B e Saito M (1995). Stimulation of haptoglobin synthesis by interleukin-6 and tumor necrosis fator, but not by interleukin-1, in bovine primary cultured hapatocytes, J. Vet. Med. Sci., 57: 219-23.

Nakajima Y; Momotani E; Murakami T; Ishikawa Y; Morimatsu M; Saito M; Suzuki H; Yasukawa K (1993). Indução de proteína de fase aguda por interleucina-6 humana recombinante em bezerros, Vet. Immunol. Immunopathol., 35: 385-391.

Nakayama T; Sonoda S; Urano T; Yamada T e Okada M (1993). Monitoring both serum protein A and C-reactive protein as inflammatory markers in infectious diseases, Clin. Chem., 39: 293-297.

Nau GJ; Schlesinger A; Richmond JFL e Young RA (2003). Ativação cumulativa de receptores do tipo toll em macrófagos humanos tratados com bactérias inteiras, J. Immunol, 170: 5203-5209.

Nazifi S; Rezakhani A; Moaddeli A; Zarifi M e Gheisari HR (2008). Estudo dos valores de diagnóstico da haptoglobina e da concentração sérica de amiloide A em doenças cardíacas de bovinos, Compar. Vet. Pathol., 17: 47-51.

Nickerson SC; Baker PA e Trinidad P (1989). Local immune stimulation of bovine mammary gland with interleukin-2, J. Dairy Sci., 72: 1764-1773.

Nielsen BH; Jacobsen S; Andersen PH; Niewold TA e Heegaard PMH (2004). Concentrações de proteínas de fase aguda no soro e no leite de vacas saudáveis, vacas com mastite clínica e vacas com condições inflamatórias extramamárias, Vet. Rec., 154: 361-365.

Oh SK; Pavlotsky N e Tauber AI (1990). Ligação específica da haptoglobina aos neutrófilos humanos e suas consequências funcionais, J. Leukoc. Biol., 47: 142-148.

Ohtsuka H; Kudo K; Mori K; Nagai F; Hatsugay A; Tajima M; Tamura K.; Hoshi F; Koiwa M e Kawamura S (2001). Acute phase response in naturally occurring coliform mastitis, J. Vet. Med. Sci., 63: 675-678.

Oliveira AP; Watts JL; Salmon SA e Aarestrup FM (2000). Antimicrobial susceptibility of S. aureus isolated from bovine mastitis and the United States, J. Dairy Sci., 83: 855-862.

Oncel T: Ica T e Akan M (2004). Betalactamase detection rate and antimicrobial susceptibility of S. aureus isolated from clinical and sub-clinical mastitis cases in Turkey, Revite. Med. Vet., 155: 385-388.

Pajovic S; Jones VE; Prowse KR; Berger FG e Baumann H (1994). Alterações específicas da espécie nos elementos reguladores dos genes da haptoglobina do rato, J. Biol. Chem., 269: 2215-2224.

Peltola HO (1982). C-reactive protein for rapid monitoring of infections of the central nervous system, Lancet, 980-982.

Peters M; Odenthal M; Schirmacher P; Blessing M; Fattori E; Ciliberto G; Meyer zumBuschenfelde KH e Rose-John S (1997). O recetor solúvel de IL-6 conduz a uma modulação parácrina da resposta de fase aguda hepática induzida por IL-6 em ratinhos duplamente transgénicos, J. Immunol, 159: 1474-1481.

Petersen HH; Dideriksen D; Christiansen BM; Nielsen JP (2002). Haptoglobin serum concentration as marker of clinical signs in finishing pigs, Vet. Rec., 151: 85-89.

Phuektes P; Browning GF e Anderson G (2003). Multiplex polymerase chain reaction as a mastitis screening test for Staphylococcus aureus, Streptococcus agalactiae, Streptococcus dysgalactiae and Streptococcus uberis in bulk milk samples, J. Dairy Res., 70: 149-155.

Pinelli E (1996). Respostas Imunitárias Protectoras contra Leishmania em Cães. Tese de doutoramento, Universidade de Utrecht, Utrecht, Países Baixos, ISBN: 90-9009302-8.

Pogot S e Dahiya N (2003). Comparitive efficacy of three different antibacterial formulations in the treatment of clinical mastitis in buffaloes, Proceedings on 4th round table on mastitis, IVRI, Izatnagar.pp.185-191.

Pue CA; Mortensen RF; Marsh CB; Pope HA e Webers MD (1996). Os níveis de fase aguda da proteína C-reactiva aumentam a produção de IL-10 e IL-1ra pelos monócitos do sangue humano, mas inibem a produção de IL-10 e IL-ra pelos macrófagos alveolares, J. *Immunol,* 156: 1594-1600.

Radostits OM; Gay GC; Blood DC e Hinchcliff KW (2000). Vet. Med. 9th edn, ELBS, Bailliere, Tindal. pp.563-618.

Re F e Strominger JL (2001). Os receptores Toll-like 2 (TLR2) e TLR4 activam diferencialmente as células dendríticas humanas, *J. Biol. Chem.*, 276: 37692-37699.

Reeds PJ; Fjeld CR e Jahoor F (1994). Será que as diferenças entre as composições de aminoácidos das proteínas da fase aguda e das proteínas musculares têm influência na perda de azoto em estados traumáticos? *J. Nutr.*, 124: 906-910.

Rinderzuchter AD (2005). Rinderproduktion in der Bundes republik Deutschland. ADR, *Bona, Alemanha.*

Riollet C; Rainard P; Poultrel B (2000). Cinética das células e citocinas durante a inflamação imunomediada na glândula mamária de vacas sistematicamente imunizadas com a-toxina de *Staphylococcus aureus*, *Inflamm. Res.*, 49: 486-492

Riollet C; Rainard P e Poultrel B (2000). Differential induction of complement fragment C5a and inflammatory cytokines during intramammary infections with *Escherichia coli* and *Staphylococcus aureus, Clin. Diagn. Lab. Immunol.*, 7: 161167.

Saluja PS; Gupta SL; Kapur e Sharma A (2005). Antibiograma de isolados bacterianos de origem intramamária de bovinos, *Indian Vet. J.*, 82: 323-324.

Satlshkumar K e Suiyanarayana C (2003). Therapeutic management of acute allergic gangrenous mastitis in buffaloes (Tratamento terapêutico da mastite gangrenosa alérgica aguda em búfalas). Actas de 4th mesa redonda sobre mastite, IVRI, Izatnagar. pp.178-184.

Schindler R; Mancilla J; Endres S; Ghorbani R; Clark SCDD e Dinarello CA (1990). Correlations and interactions in the production of interleukin-6 (IL-6), IL-1, and tumor necrosis fator (TNF) in human blood mononuclear cells: IL-6 suppresses IL- 1 and TNF, Blood, 75: 40 47.

Schukken YH; Grommers FJ; Geer D; Van De; Erb HN e Brand A (1990). Risk factors for clinical mastitis in herds with low bulk milk somatic cell count. I. Dados e factores de risco para todos os casos. In: Epidemiological studies on clinical mastitis in dairy herds with low bulk tank somatic cell count. Rijksuniversiteit Utrecht, *Faculdade de Medicina Veterinária*, pp.70-75.

Schukken YH; Wilson DJ e Welcome F (2003). Monitoring udder health and milking quality using somatic cell counts, *Vet. Res.*, 34: 579-596.

Schwandner R; Dziarski R; Wesche H; Rothe M e Kirschning CJ (1999). A ativação celular induzida por ácido peptidoglicano e ácido lipoteicóico é mediada pelo recetor 2 do tipo Toll, J. Biol. Chem., 274: 17406-17409.

Sehgal PB; Grieninger G e Tosato G (1989). Regulação da fase aguda e respostas imunitárias: interleucina-6, Ann. New York Acad. Sci., 1: 557-583.

Sellmayer A; Limmert T; Hoffmann U (2003).Proteína C-reactiva de alta sensibilidade na avaliação do risco cardiovascular -CRP mania ou rastreio útil? Int. Angiol., 22: 15-23.

Sharma A e Prasad B (2003). Prevalence and therapy of mastitis in dairy animals of Kangra valley of Himachal Pradesh. Actas de 4th mesa redonda sobre mastite, IVRI, Izatnagar.pp.204-213.

Sharma N; Maiti SK e Sharma KK (2007). Prevalência, etiologia e antibiograma de microrganismos associados à mastite subclínica em búfalas em Durg, estado de Chhattisgarh (Índia). Int. J. Dairy Sci., 1: 7-12.

Sharpe-Timms KL; Ricke EA; Piva M e Horowitz GM (2000). Differential expression and localization of de-novo synthesized endometriotic haptoglobin in endometrium and endometriotic lesions, Hum. Reprod., 15: 2180-2185.

Shuster DE; Kehrli MEJ; Rainard P e Paape M (1997) . Fragmento do complemento C5a e citocinas inflamatórias no recrutamento de neutrófilos durante a infeção intramamária com Escherichia coli, Infect. Immun., 65: 3286-3292.

Skinner JG; Brown RA e Roberts L (1991). Bovine haptoglobin response in clinically defined field conditions, Vet Rec., 128: 147-149.

Smith BJ; Donovan GA; Risco C; Littell R; Young C.; Stanker LH e Elliott J (1998). Comparação de vários tratamentos com antibióticos para vacas diagnosticadas com metrite puerperal tóxica, J. Dairy Sci., 81: 1555-1562.

Sordillo LM e Babiuk LA (1991). Controlling acute Escherichia coli mastitis during the periparturient period with recombinant bovine interferon gamma, Vet. Microbiol, 28: 189-198.

Sordillo LM e Peel JE (1992). Effect of interferon-gamma on the production of tumor necrosis fator during acute Escherichia coli mastitis, J. Dairy Sci., 75: 2119-2125.

Stephensen CB (1999). Carga da infeção na falha de crescimento, J. Nutr., 129 (Suppl): 534S-538S.

Stephensen C e Gildengorin G (2000). Serum retinol, the acute phase response, and the apparent misclassification of vitamin A status in the third national health and nutrition examination survey, Am. J. Clin.Nutr., 72: 1170-1178.

Stephensen CB (2001). Vitamin A, infection, and immune function, Annu. Rev. Nutr., 21: 167-192.

Suffredini AF; Fantuzzi G; Badolato R; Oppenheim JJ e O' Grady N (1999). New insights into the biology of the acute phase response, J. Clin. Immunol, 19: 203214.

Suojala L; Orro T; Jarvinen H; Saatsi J e Pyorala S (2008). Acute phase response in two consecutive experimentally induced E. coli intramammary infections in dairy cows, Ata Veterinaria Scandinavica, 50: 18.

Sutra L e Poutrel B (1994). Factores de virulência envolvidos na patogénese de infecções intramamárias de bovinos devidas a Staphylococcus aureus, J. Med. Microbiol, 40: 7989.

Takahashi HM; Odai K; Mitani S; Inumaru S; Arai R; Horino e Yokomizo Y (2004). Effect of intrammary injection of rboGM-CSF on milk levels of chemiluminescence activity, somatic cell count, and Staphylococcus aureus count in Holstein cows with S. aureus subclinical mastitis, Can. J. Vet. Res., 68: 182-187.

Takahashi HT; Komatsu K; Hodate R; Horino e Yokomizo Y (2005). Effect of intrammary injection of RbIL-8 on milk levels of somatic cell count, chemiluminescence activity and shedding patterns of total bacteria and S. aureus in Holstein cows with naturally infected-subclinical mastitis, J. Vet. Med. B Infect. Dis. Vet. Public Health, 52: 32-37.

Takeuchi O; Hoshino K; Kawai T; Sanjo H; Takada H; Ogawa T; Takeda K e Akira S (1999). Differential roles of TLR2 and TLR4 in recognition of gram-negative and gram-positive bacterial cell wall components, Immunity, 11: 443-451.

Thielen MA; Meilenz M; Hiss S e Sauerwein H (2005). Deteção qualitativa do mRNA da haptoglobina em leucócitos de sangue bovino e humano e em células somáticas do leite bovino, Vet. Med. Czech, 50: 515-520.

Thielen MAM; Mielenz S; Hiss H; Zerbe W; Petzl HJ; Schuberth HM.; Seyfert e Sauerwein H (2007). Comunicação curta: Cellular localization of haptoglobin mRNA in the experimentally infected bovine mammary gland, J. Dairy Sci., 90: 1215-1219.

Tillet WS e Francis T (1930). Reacções serológicas na pneumonia com uma fração somática não proteica de Pneumococcus, J. Exp. Med., 52: 561-571.

Tohjo H; Miyoshi F; Uchida E; Niiyama M; Syuto B; Moritsu Y; Ichikawa S e Takeauchi M (1995). Polyacrylamide gel electrophoretic patterns of chicken serum in acute inflammation induced by intramuscular injection of turpentine, Poultry Sci., 74: 648-655.

Tollersrud T; Kenny K, Reitz AJ e Lee JC (2000). Genetic and serologic evaluation of capsule production by bovine mammary isolates of Staphylococcus aureus and other Staphylococcus spp from Europe and the United States, J. Clin. Microbiol, 38: 2998-3003.

Van Gool J; Boers W; Sala M e Ladiges NCJJ (1984). Glucocorticóides e catecolaminas como mediadores de proteínas de fase aguda, especialmente a a-macro-fetoproteína de rato, Biochem. J., 220: 125-132.

Van Miert ASJPAM (1995). Citocinas pró-inflamatórias num modelo de ruminante: aspectos fisiopatológicos, farmacológicos e terapêuticos. Vet. Quart., 175: 4150.

Van Reeth K; Nauwynck H e Pensaert M (1998). Interferão alfa broncoalveolar, fator de necrose tumoral alfa, interleucina-1 e inflamação durante a gripe aguda em porcos: um possível modelo para os seres humanos? Dis., 177: 1076-1079.

Van Vlierberghe H; Langlois M e Delanghe J (2004). Haptoglobin polymorphism and iron homeostasis in health and in disease, Clin. Chim. Ata, 345: 35-42.

Wang Y; Zarlenga DS; Paape MJ e Dahl GE (2002). Recombinant bovine soluble CD14 sensitizes the mammary gland to lipopolysaccharide, Vet. Immunol. Immunopathol, 86: 115-124.

Wang Y; Kinzie E; Berger FG; Lim SK e Baumann H (2001). Haptoglobin, an inflammation-inducible plasma protein, *Redox Re.*, 6: 379-385.

Webel DM; Finck BN; Baker DH e Johnson RW (1997).Time course of increased plasma cytokines, cortidol, and urea nitrogen in pigs following intraperitoneal injection of lipopolysaccharide, *J. Anim. Sci.*, 75: 1514-1520.

Wedlock DN; McCarthy AR; Doolin EE; Lacy-Hulbert SJ; Woolford MW e Buddle BM (2004). Effect of recombinant cytokines on leucocytes and physiological changes in bovine mammary glands during early involution. *J. Dairy Res.*, 71: 154161.

Werling D; Sutter F; Arnold M; Kun G; Tooten PCJ e Gruys E (1996). Characterisation of the acute phase response of heifers to a prolonged low dose infusion of lipopolysaccharide, *Res.Vet. Sci.*, 61: 252-257.

West KP (2004). Vitamin A deficiency as a preventable cause of maternal mortality in undernourished societies: plausibility and next steps, *Int. J. Gynaecol. Obstet.*, 85: 24-27.

Xie Y; Li Y; Zhang Q; Stiller MJ; Wang CL e Streilein JW (2000). A haptoglobina é um regulador natural da função das células de Langerhans na pele, *J. Dermatol. Sci.*, 24: 2537.

Yang F; Ghio AJ; Herbert DC; Weaker FJ; Walter CA e Coalson JJ (2000). Expressão pulmonar do gene da haptoglobina humana, *Am. J. Respir. Cell Mol. Biol.*, 23: 277-282.

Yang WH; Zerbe W; Petzl RM; Brunner J; Gunther C; Draing S; von Aulock HJ; Schuberth e Seyfert HM (2008). Os TLR2 e TLR4 bovinos transduzem corretamente os sinais de *Staphylococcus aureus* e *E. coli*, mas *S. aureus* não consegue ativar

NF-kappaB nas células epiteliais mamárias e para induzir rapidamente a expressão de TNF alfa e interleucina-8 (CXCL8) no úbere. Mol. Immunol, 45: 1385-1397.

Yokoigawa K; Inoue K; Okubo Y e Kawai H (1999). Primers for amplifying an alanine racemose gene fragment to detect E.coli strain in foods, J. Food Sci., 64: 571-575.

Yoshimura A; Lien E; Ingalls RR; Tuomanen E; Dziarski R e Golenbock D (1999). O reconhecimento de componentes da parede celular de bactérias gram-positivas pelo sistema imunitário inato ocorre através do recetor 2 do tipo Toll, J. *Immunol,* 163: 1-5.

Yoshioka M; Watanabe A; Shimada N; Murata H; Yokomizo Y e Nakajima Y (2002). Regulation of haptoglobin secretion by recombinant bovine cytokines in primary cultured bovine hepatocytes, *Domest. Anim. Endocrinol.*, 23: 425-433.

Zadoks RN e Schukken YH (2006). Use of molecular epidemiology in veterinary practice, *Veterinary Clinics of North America Food Animal Practic.*, 2: 229-261.

Zhang K; Sparling J; Chow BL; Elsayed S; Hussain Z; Chruch Dl; Gregson DB; Louie T e Conly JM (2004). Novo ensaio de PCR quadriplex para a deteção de resistência à meticilina e à mupirocina e discriminação simultânea de *S. aureus* de *estafilococos* coagulase-negativos, *J. Clin. Microbiol*, 42: 4947-4955.

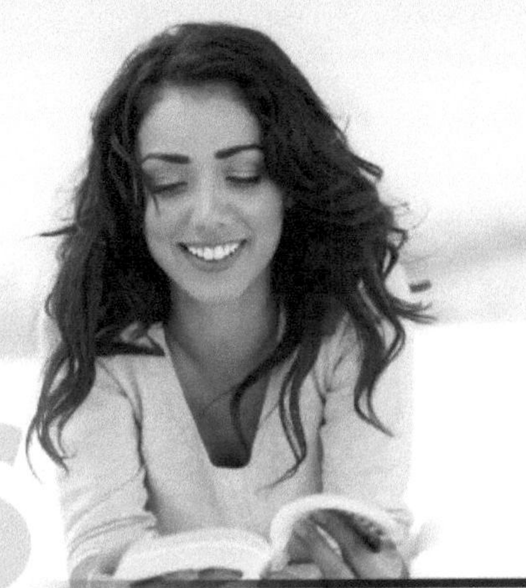

I want morebooks!

Buy your books fast and straightforward online - at one of world's fastest growing online book stores! Environmentally sound due to Print-on-Demand technologies.

Buy your books online at
www.morebooks.shop

Compre os seus livros mais rápido e diretamente na internet, em uma das livrarias on-line com o maior crescimento no mundo! Produção que protege o meio ambiente através das tecnologias de impressão sob demanda.

Compre os seus livros on-line em
www.morebooks.shop

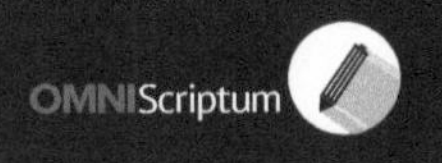

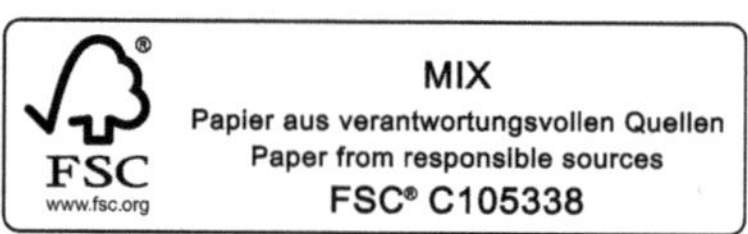

Printed by Books on Demand GmbH, Norderstedt / Germany